2019 年宁夏居民慢性阻塞性肺疾病监测报告

宁夏疾病预防控制中心　编著

黄河出版传媒集团
阳光出版社

图书在版编目(CIP)数据

宁夏居民慢性阻塞性肺疾病监测报告.2019年 / 宁夏疾病预防控制中心编著.—— 银川：阳光出版社,2023.9
ISBN 978-7-5525-7015-1

Ⅰ.①宁… Ⅱ.①宁… Ⅲ.①慢性病–阻塞性肺疾病–监测–研究报告–宁夏–2019 Ⅳ.①R563.9

中国国家版本馆CIP数据核字(2023)第173310号

2019年

宁夏居民慢性阻塞性肺疾病监测报告　　宁夏疾病预防控制中心　编著

责任编辑　李少敏
封面设计　汪晓磊
责任印制　岳建宁

黄河出版传媒集团
阳光出版社　出版发行

出　版　人　薛文斌
地　　　址　宁夏银川市北京东路139号出版大厦（750001）
网　　　址　http://www.ygchbs.com
网上书店　http://shop129132959.taobao.com
电子信箱　yangguangchubanshe@163.com
邮购电话　0951-5047283
经　　　销　全国新华书店
印刷装订　宁夏报业传媒集团印刷有限公司
印刷委托书号　（宁）0027596

开　　本　889mm×1194mm　1/16
印　　张　4.25
字　　数　100千字
版　　次　2023年9月第1版
印　　次　2023年11月第1次印刷
书　　号　ISBN 978-7-5525-7015-1
定　　价　38.00元

编 委 会

主 编

张银豪 杨 艺 李 媛

副主编

张银娥 马 芳 靳雅男

编 委（按姓氏笔画排序）

丁东东 马 芳 马全旺 马晓明 王 洪 王凯仕 王晓莉 田 园 孙 静

李 芳 李 媛 李 楠 李志萍 李晓莉 杨 艺 吴学玲 张 浩 张 晨

张旭华 张银娥 张银豪 纳文华 郑西卫 赵建华 施云涛 候玉倩 董岸岸

韩玲燕 黑耀月 谢 帆 靳雅男 蔡明礼 魏 嵘

前　言

　　慢性阻塞性肺疾病（以下简称"慢阻肺"）是一种常见的、可预防和治疗的慢性气道疾病，其特征是持续存在的气流受限和相应的呼吸系统症状，通常与暴露于有害颗粒或气体相关。慢阻肺具有高患病率、高病死率和高疾病负担等特点。2014年的全国居民慢阻肺监测结果显示，我国40岁及以上居民慢阻肺患病率为13.6%，与2002—2004年7省市慢阻肺流行病学调查结果（8.2%）相比较，增加了约65.9%；随年龄增长，慢阻肺患病率急剧升高。2021年中国死因监测数据显示，呼吸系统疾病是我国居民第4位死亡原因，其中慢阻肺占88.3%。慢阻肺是一种严重危害人类健康的常见病，严重影响患者的生命质量，给患者及其家庭、社会带来沉重的经济负担。开展慢阻肺监测，建立慢阻肺监测数据库，掌握居民慢阻肺及其危险因素的流行现状，科学制定和评价慢阻肺预防控制策略和措施已经成为当务之急。

　　2014年，慢阻肺监测被纳入国家重大公共卫生服务项目，作为中央补助地方公共卫生专项——中国居民慢性病与营养监测项目的一项重要内容，每5年开展一次现场调查，该项目由中国疾病预防控制中心慢性非传染性疾病预防控制中心（以下简称"中国疾控中心慢病中心"）组织全国31个省、自治区、直辖市开展。为了建立全国居民连续的慢阻肺监测数据库，动态掌握全国居民慢阻肺及其相关影响因素的流行现状和变化趋势，2019年，中国疾控中心慢病中心组织开展第二轮慢阻肺监测现场调查，宁夏永宁县、利通区、同心县3个监测点参加了本次调查。通过问卷调查、身体测量、肺功能检查等调查方式，本次监测获得了大量慢阻肺相关数据和信息。本报告对慢阻肺的患病情况、烟草烟雾暴露、职业粉尘和(或)有害气体暴露、室内空气污染、个人及家族肺部疾病史等相关影响因素以及慢阻肺疾病知晓和诊治、肺功能检查等情况进行了分析。

本次监测工作得到了中国疾控中心慢病中心的指导，宁夏卫生健康委员会高度重视，永宁县、利通区、同心县3个监测点所属县(区)政府和卫生行政部门大力支持，监测点的疾病预防控制中心工作人员积极参加、社区卫生服务中心和乡镇卫生院积极配合，宁夏医科大学总医院和3个监测点相关医疗机构专家提供技术支持，在此，对大家的支持和辛勤付出一并表示衷心的感谢。

由于编者水平有限，报告中不足之处，敬请各位读者批评指正。

编者

2022年11月

目　录

第三部分　主要发现和建议

附　录

摘　要

一、调查基本情况

2019年,中国疾控中心慢病中心在全国范围内组织开展了第二轮居民慢阻肺监测,宁夏永宁县、利通区和同心县参加了本次调查。监测内容包括问卷调查、身体测量和肺功能检查。通过连续开展居民慢阻肺监测工作,全面、准确、动态掌握宁夏40岁及以上居民慢阻肺及其相关影响因素的流行情况,为宁夏制定慢阻肺防控政策及评估防控措施效果提供科学参考数据。

本次调查于2019年8—11月实施,采用多阶段分层抽样的方法,在宁夏永宁县、利通区和同心县3个县(区)各随机抽取3个乡镇/街道,在每个被抽中的乡镇/街道随机抽取2个行政村/居委会,在每个被抽中的行政村/居委会随机抽取1个村民/居民小组;在每个村民/居民小组随机抽取100个含有≥40岁居民的家庭户,每户随机抽取1名≥40岁居民进行调查,共调查1 800人。

本报告利用3个监测点开展的慢阻肺监测数据,以性别、年龄、城乡作为分层因素,采用率、构成比等指标对调查居民的慢阻肺患病水平和相关影响因素流行现状进行描述,数据采用复杂抽样加权进行调整。

二、主要结果

(一)调查对象基本情况

2019年,宁夏40岁及以上居民慢阻肺监测有效样本为1 800人。其中,男性909人(50.5%),女性891人(49.5%);40~49岁、50~59岁、60~69岁、70岁及以上样本量分别为548人(30.4%)、654人(36.3%)、480人(26.7%)、118人(6.6%);城市1 000人(55.6%),农村800人(44.4%)。永宁县、利通区、同心县均为600人(33.3%)。

(二)慢阻肺患病情况

1.慢阻肺患病率

40岁及以上居民慢阻肺患病率为10.5%,男性15.2%,女性5.7%,男性明显高于女性。

慢阻肺患病率随年龄增长而升高,40～49岁年龄组居民患病率为3.9%(男性7.2%、女性1.3%),50～59岁患病率为8.8%(男性13.8%、女性4.5%),60～69岁患病率为18.0%(男性20.2%、女性14.8%),70岁及以上患病率为21.9%(男性30.4%、女性8.2%)。城市居民慢阻肺患病率为9.1%,农村居民为11.9%,农村高于城市;永宁县、利通区、同心县居民慢阻肺患病率分别为9.4%、12.4%、9.0%。

2.慢阻肺患者气流受限严重程度

40岁及以上慢阻肺患者中,气流受限严重程度分级为轻度、中度、重度、极重度的比例分别为72.3%、26.0%、1.7%、0.0%。男性患者中气流受限严重程度分级为中度及以上的比例为25.8%,女性患者为32.7%,女性高于男性。60～69岁患者中度比例高于其他年龄组,70岁及以上患者重度比例高于其他年龄组;城市慢阻肺患者重度比例(2.3%)高于农村(1.2%),但农村慢阻肺患者中度比例(29.4%)高于城市(22.7%)。

(三)慢阻肺相关危险因素

1.烟草烟雾暴露

40岁及以上居民吸烟率为28.2%,男性(55.7%)明显高于女性(0.3%)。40～49岁、50～59岁、60～69岁、70岁及以上年龄组居民吸烟率分别为22.1%、28.3%、33.8%和32.1%。农村居民吸烟率(31.2%)高于城市(25.3%)。40岁及以上居民现在吸烟率为18.8%,男性(37.1%)明显高于女性(0.2%);40～49岁、50～59岁、60～69岁、70岁及以上年龄组居民现在吸烟率分别为18.5%、19.6%、19.2%和13.4%。农村居民现在吸烟率(20.7%)高于城市(16.9%)。

2.职业粉尘和(或)有害气体暴露

40岁及以上居民职业粉尘和(或)有害气体暴露率为42.0%,男性(49.9%)高于女性(34.0%)。40～49岁年龄组居民职业粉尘和(或)有害气体暴露率最高,为46.2%。城市和农村居民职业粉尘和(或)有害气体暴露率相同,均为42.0%。

在有职业粉尘和(或)有害气体暴露的人群中,职业粉尘和(或)有害气体防护率为71.7%,女性(77.4%)高于男性(67.8%)。40～49岁年龄组居民职业粉尘和(或)有害气体防护率最高,为82.3%;农村居民(78.8%)高于城市居民(65.0%)。

3.室内空气污染

40岁及以上居民家庭室内污染燃料使用比例为52.5%,燃料类型以煤炭为主,使用比例为50.9%。70岁及以上年龄组居民家庭室内污染燃料使用比例最高,为66.6%。农村居民家庭室内污染燃料使用比例(84.4%)明显高于城市居民(22.2%)。

40岁及以上居民家庭烹饪污染燃料使用比例为28.4%。70岁及以上年龄组居民家庭烹饪污染燃料使用比例最高,为32.2%。农村居民家庭烹饪污染燃料使用比例(48.1%)明显高于城市居民(9.8%)。

40岁及以上居民家庭取暖污染燃料使用比例为50.5%,燃料类型以煤/煤油为主,使用比例为49.3%。70岁及以上年龄组居民家庭取暖污染燃料使用比例最高为65.3%。农村居民家庭取暖污染燃料使用比例(82.3%)明显高于城市居民(20.4%)。

4.个人及家族肺部疾病史

40岁及以上居民儿童时期严重呼吸道感染率为2.5%。其中,男性为3.0%,女性为1.9%。城市、农村居民儿童时期严重呼吸道感染率分别为2.3%和2.7%。

40岁及以上居民慢性呼吸系统疾病家族史暴露率为25.1%,男性(26.7%)略高于女性(23.5%)。50～59岁年龄组居民慢性呼吸系统疾病家族史暴露率最高,为27.9%。城市居民慢性呼吸系统疾病家族史暴露率(26.3%)高于农村居民(23.9%)。

40岁及以上居民低体重率为1.1%。其中,男性为1.3%,女性为1.0%。70岁及以上居民低体重率最高,为2.4%。农村居民低体重率(1.3%)略高于城市居民(0.9%)。

(四)慢阻肺疾病知晓与诊治情况

1.慢阻肺知晓情况

40岁及以上慢阻肺患者患病知晓率为2.0%,女性(4.1%)高于男性(1.2%)。50～59岁、70岁及以上年龄组患者患病知晓率较高,分别为3.5%、3.4%。城市慢阻肺患者患病知晓率(1.9%)与农村患者(2.0%)相差不大。

40岁及以上居民慢阻肺疾病名称知晓率为17.5%。其中,男性为17.6%,女性为17.4%。60～69岁年龄组居民慢阻肺疾病名称知晓率最高,为21.0%。城市居民慢阻肺疾病名称知晓率(19.6%)略高于农村居民(15.2%)。

2.肺功能检查情况

40岁及以上慢阻肺患者肺功能检查率为13.5%,女性(15.6%)高于男性(12.7%)。60～69岁年龄组慢阻肺患者肺功能检查率最高,为18.4%。城市慢阻肺患者肺功能检查率(19.9%)高于农村患者(8.3%)。40岁及以上居民肺功能检查率为9.9%,男性(11.9%)高于女性(7.8%)。60～69岁年龄组居民肺功能检查率最高,为13.7%。城市居民肺功能检查率(12.6%)高于农村居民(7.0%)。

（五）慢性呼吸道症状流行情况

1.慢性咳嗽流行率

40岁及以上居民慢性咳嗽流行率为3.5%,男性(4.4%)略高于女性(2.5%)。70岁及以上年龄组居民慢性咳嗽流行率最高,为7.3%。农村居民慢性咳嗽流行率(4.2%)高于城市居民(2.8%)。

2.慢性咳痰流行率

40岁及以上居民慢性咳痰流行率为7.3%,男性(9.6%)高于女性(5.0%)。70岁及以上年龄组居民慢性咳痰流行率最高,为12.8%。农村居民慢性咳痰流行率(8.8%)高于城市居民(5.8%)。

3.呼吸困难流行率

40岁及以上居民呼吸困难流行率为7.2%,女性(8.0%)略高于男性(6.4%)。70岁及以上年龄组居民呼吸困难流行率为14.6%。农村居民呼吸困难流行率(8.6%)高于城市居民(5.9%)。

三、主要发现与建议

（一）主要发现

(1)40岁及以上居民慢阻肺患病率处于较高水平。

(2)慢阻肺环境相关危险因素普遍流行。40岁及以上男性烟草烟雾暴露依然严重;居民职业粉尘和(或)有害气体暴露明显;居民家庭污染燃料使用造成的室内空气污染问题仍需关注。

(3)慢阻肺疾病知晓与诊治情况不容乐观。居民慢阻肺疾病名称知晓率低,患病知晓率低;40岁及以上居民肺功能检查率低,患者肺功能检查率低。

（二）建议

(1)将慢阻肺防控作为《健康宁夏行动(2019—2030年)》中落实慢性呼吸系统疾病防治行动的重点抓手,出台并有效推动慢阻肺相关防控措施的落实。

（2）建立健全政府主导、多部门合作、全社会广泛参与的慢阻肺防控工作机制。

（3）提升基层医疗卫生机构慢阻肺防治工作水平，实现慢阻肺"促、防、诊、控、治、康"全方位照护。

（4）加强慢阻肺防治健康教育、健康促进，提高居民慢阻肺知晓率和肺功能检查率。

第一部分 调查基本情况

慢阻肺是我国居民的主要死亡原因之一,患病水平高,造成的疾病负担沉重。2014年,我国首次将慢阻肺监测纳入中国居民慢性病与营养监测体系,作为中央补助地方公共卫生专项中慢性病防控项目的一项重要内容,每5年开展一轮。2014—2015年中国居民慢阻肺监测结果显示,我国40岁及以上居民慢阻肺患病率为13.6%,其中男性19.0%、女性8.1%,并随年龄增长而急剧升高。2014年,宁夏居民慢阻肺监测结果显示,宁夏40岁及以上居民慢阻肺患病率为11.7%,其中男性17.7%、女性4.8%,随年龄增长呈上升趋势。

一、监测目的

全面掌握宁夏40岁及以上居民慢阻肺及其相关影响因素的流行情况;为宁夏制定慢阻肺防控政策提供科学依据,为评估相关卫生政策及防控项目的效果提供数据支持;在宁夏建立一支业务素质高、技术能力强的慢阻肺监测工作队伍,不断提高宁夏疾病预防控制机构慢性病防控专业技术人员的能力。

二、监测对象

调查前12个月在监测点地区居住6个月以上,且年龄大于或等于40岁的中国国籍居民。有以下情况者不作为监测对象:

(1)居住在功能区中的居民,如工棚、军队、学生宿舍、养老院等;

(2)精神疾患或认知障碍(包括痴呆、理解能力障碍、听障等)者;

(3)新近发现和正在治疗的肿瘤患者;

(4)高位截瘫患者;

(5)妊娠期或哺乳期女性。

三、监测内容及方法

本次监测包括问卷调查、身体测量和肺功能检查三部分内容。

（一）问卷调查

问卷调查内容包括家庭情况调查以及个人问卷调查两部分,由经过统一培训的调查员以面对面询问的方式完成。

家庭情况调查内容包括家庭记录、家庭成员登记及相关联系记录,用于抽取调查对象。

个人问卷调查内容包括人口统计学资料、慢阻肺知识知晓情况、个人与家族疾病史、呼吸道症状、生活质量评估测试评分（CAT）、呼吸道疾病病例管理、吸烟情况、居住环境、做饭与燃料、职业因素暴露等危险因素以及肺功能检查禁忌证等。

（二）身体测量

身体测量内容包括身高、体重、腰围、臀围、血压和心率测量。

身高测量采用最大测量长度为 2.0 m、精确度为 0.1 cm 的身高坐高计;体重测量采用最大称量为 150 kg、精确度为 0.1 kg 的电子体重秤;腰围、臀围测量采用最大测量长度为 1.5 m、精确度为 0.1 cm 的腰围臀围尺;血压和心率测量采用电子血压计,血压精确度为 1 mmHg。

（三）肺功能检查

本次监测中的所有调查对象排除禁忌证后均要接受肺功能检查,以评估调查对象肺功能情况以及是否存在持续性气道阻塞。肺功能检查采用便携式肺功能仪,由各监测点在调查现场组织完成,测量指标主要包括 1 秒用力呼气容积（FEV_1）、6 秒用力呼气容积（FEV_6）和用力肺活量（FVC）等。调查对象首先完成基础肺功能测试,然后进行支气管舒张试验,吸入支气管扩张剂沙丁胺醇气雾剂 400 μg,15 min 后重复测定肺功能。对支气管舒张试验后肺功能测试存在气道阻塞的调查对象（$FEV_1/FVC<70\%$）进行胸部正位 X 线检查。

四、抽样设计

（一）抽样原则

2019 年中国慢阻肺监测抽样方案按照如下原则设计:

（1）保证监测样本具有全国代表性,即保证样本在社会经济发展状况、人口年龄和性别构成方面与全国情况尽可能一致,兼顾地理分布均衡性。

（2）考虑经济有效原则、抽样方案的可行性和海拔等。

（3）采用多阶段分层整群随机抽样方法,调查基本单位为个人。

（二）样本量

全国样本量计算的分层因素如下：

（1）性别：男性和女性，共2层。

（2）城镇化水平：以全国所有县（区）的城镇人口率中位数为标准，将所有县（区）分为高、低城镇化，共2层。

（3）地区：按照国家统计局的分类方法，将31个省、自治区、直辖市按照地域分成东、中、西部地区，共3层。

按照上述分层因素共计分为12层（2×2×3=12）。

样本量的计算公式及参数取值如下：

$$N = deff \frac{u^2 p(1-p)}{d^2}$$

置信水平α取95%（双侧），相应的u=1.96；概率p根据2014年中国慢阻肺患病率取13.6%；设计效应$deff$值取5；相对误差r=15%，d=15%×13.6%。

根据以上参数取值，计算得到平均每层的样本量约为5 423人。根据层数为12，同时考虑无应答率为10%，计算得到最小样本量为71 583人。考虑到家庭置换可能产生的误差以及样本量在各抽样阶段分配的可操作性，统一每个监测点调查样本量，定为600人。

宁夏属于西部地区，选择永宁县、利通区和同心县3个县（区）作为监测点，每个监测点内根据性别、城镇化水平等分层因素进行分层，最终获得总样本量为1 800人。

（三）抽样方法

采取多阶段分层整群随机抽样的方法，在每个监测点随机抽取3个乡镇/街道，在每个被抽中的乡镇/街道随机抽取2个行政村/居委会；在每个被抽中的行政村/居委会随机抽取1个村民/居民小组，每个村民/居民小组至少包括150户村民/居民；在每个被抽中的村民/居民小组随机抽取100个含有40岁及以上村民/居民的家庭作为调查户；在被抽中的调查户中随机抽取1名40岁及以上居民进行调查。最终每个监测点抽取调查对象600人。各阶段抽样方法见表1-1。

W_{s1} 为样本所在县/区的抽样权重,其值为分层简单随机抽样下样本所在县/区抽样概率的倒数。W_{s1} 的计算公式如下:

$$W_{s1} = \frac{\text{样本所在县/区总数}}{\text{抽中的县/区数}}$$

W_{s2} 为样本乡镇/街道的抽样权重,在PPS抽样过程中计算生成,其值为与人口数成比例的PPS抽样下样本乡镇/街道抽样概率的倒数。

W_{s3} 为样本行政村/居委会的抽样权重,在PPS抽样过程中计算生成,其值为与人口数成比例的PPS抽样下样本行政村/居委会抽样概率的倒数。

W_{s4} 为样本村民/居民小组的抽样权重,由于在每个行政村/居委会中只抽取1个村民/居民小组,故权重值为个体所在行政村/居委会的村民/居民小组数量。

W_{s5} 为样本家庭户的抽样权重,其值为个体所在家庭入样概率的倒数,即村民/居民小组内含40岁及以上成员的总家庭户数除以该小组内被抽中参加调查的家庭户数。

W_{s6} 为样本个体的抽样权重,其值为调查个体入样概率的倒数。由于在每个家庭中只抽取1名40岁及以上居民参加调查,故权重值为个体所在家庭满足调查条件的40岁及以上居民数量。

2. 无应答权重

每个监测点的无应答权重 W_{nr} 为该监测点应答率的倒数,即该监测点应参加调查的总人数除以实际参加调查的人数。

3. 事后分层权重

考虑的分层因素为:性别2层(男性、女性),年龄10层(40～44岁,45～49岁,50～54岁,55～59岁,60～64岁,65～69岁,70～74岁,75～79岁,80～84岁,85岁及以上),地区3层(东、中、西部),城乡2层(城市、乡村)。将抽样权重与无应答权重加权的监测样本与第六次全国人口普查人口按照上述分层因素分为120层,计算每层事后分层权重值,公式如下:

$$W_{ps,\,k} = \frac{\text{第}k\text{层的人口数}}{\text{样本在第}k\text{层的抽样权重之和}}$$

4. 样本个体的最终权重

$$W = W_s \times W_{nr} \times W_{ps,\,k}$$

六、分析指标相关定义和标准

(一)慢阻肺患病情况

1.慢阻肺患病率

指慢阻肺患者在总人群中所占的比例。

慢阻肺患者:指调查时,在支气管舒张试验后肺功能测试中,FEV_1 最佳值与 FVC 最佳值之比小于0.7的调查对象。

2.慢阻肺气流受限严重程度分级构成比

指轻度、中度、重度和极重度慢阻肺患者分别在全部慢阻肺患者中所占的比例。

3.慢阻肺气流受限严重程度分级

参照《慢阻肺全球倡议》(2022年修订版),依据慢阻肺患者 FEV_1 与 FEV_1 预计值的关系对其气流受限严重程度进行分级,具体如下:

轻度为 $FEV_1 \geqslant FEV_1$ 预计值的80%;

中度为 FEV_1 预计值的50%$\leqslant FEV_1 < FEV_1$ 预计值的80%;

重度为 FEV_1 预计值的30%$\leqslant FEV_1 < FEV_1$ 预计值的50%;

极重度为 $FEV_1 < FEV_1$ 预计值的30%。

(二)慢阻肺相关危险因素

1.烟草烟雾暴露

(1)现在吸烟者:指调查时存在吸烟行为的调查对象,包括每日吸烟者和吸烟者。

(2)曾经吸烟者:指调查时已不吸烟但是曾经吸烟的调查对象,包括曾经每日吸烟者和曾经偶尔吸烟者。

(3)吸烟者:指调查时现在吸者和现在不吸烟但曾经吸烟的调查对象,包括现在吸烟者和曾经吸烟者。

(4)现在吸烟率:指调查时现在吸烟者在总人群中所占的比例。

2.职业粉尘和(或)有害气体暴露

(1)职业粉尘和(或)有害气体暴露者:指调查时和(或)以往在工作中接触过粉尘和(或)有害气体且接触时间累计超过一年的调查对象。

(2)职业粉尘和(或)有害气体暴露率:指职业粉尘和(或)有害气体暴露者在总人群中所占的比例。

（3）职业粉尘和（或）有害气体防护率：指职业粉尘和（或）有害气体暴露者采取职业防护措施的比例。

3.室内空气污染

（1）家庭污染燃料：指在烹饪、取暖等家庭活动中由于低效燃烧造成室内空气污染的家庭能源，包括生物燃料（木头、动物粪便、木炭、柴草、农作物废料）、煤/煤油。

（2）家庭烹饪污染燃料使用比例：指调查对象中，家庭烹饪时使用污染燃料者在总人群中所占的比例。

（3）家庭烹饪生物燃料使用比例：指调查对象中，家庭烹饪时使用生物燃料者在总人群中所占的比例。

（4）家庭烹饪煤/煤油使用比例：指调查对象中，家庭烹饪时使用煤/煤油者在总人群中所占的比例。

（5）家庭取暖污染燃料使用比例：指调查对象中，家庭取暖时使用污染燃料者在总人群中所占的比例。

（6）家庭取暖生物燃料使用比例：指调查对象中，家庭取暖时使用生物燃料者在总人群中所占的比例。

（7）家庭取暖煤/煤油使用比例：指调查对象中，家庭取暖时使用煤/煤油者在总人群中所占的比例。

（三）个人及家族患病情况

1.个人患病情况

（1）儿童时期严重呼吸道感染者：指14岁以前因患肺炎或支气管炎而住院者。

（2）儿童时期严重呼吸道感染率：指儿童时期严重呼吸道感染者在总人群中所占的比例。

（3）低体重率：指调查时体质指数（BMI）<18.5 kg/m² 者在总人群中所占的比例。

2.家族患病情况

（1）慢性呼吸系统疾病家族史：指父母患有哮喘、慢性支气管炎、肺气肿、慢阻肺、肺心病、支气管扩张症、肺结核、肺癌等疾病者。

（2）慢性呼吸系统疾病家族史暴露率：指慢性呼吸系统疾病家族史暴露在总人群中所占的比例。

（四）慢阻肺疾病知晓与诊治情况

1.慢阻肺知晓情况

（1）慢阻肺患者患病知晓率：指本次调查确定的慢阻肺患者中，在调查前已经知道自己患有慢阻肺者（由乡镇及以上医疗机构诊断或肺功能检查诊断）所占的比例。

（2）慢阻肺疾病名称知晓率：指调查前已知道慢阻肺疾病名称者在总人群中所占的比例。

2.肺功能检查情况

（1）慢阻肺患者肺功能检查率：指本次调查所确定的慢阻肺患者中，自报既往接受过肺功能检查者所占的比例。

（2）40岁及以上居民肺功能检查率：指调查时自报既往接受过肺功能检查者在总人群中所占的比例。

（五）慢性呼吸道症状

1.慢性咳嗽流行率

指调查对象中，未感冒时经常咳嗽且每天≥4次、每周≥4天、每年持续≥3个月、连续≥1年者所占的比例。

2.慢性咳痰流行率

指调查对象中，未感冒时经常咳痰且每天≥2次、每周≥4天、每年持续≥3个月、连续≥1年者所占的比例。

3.呼吸困难流行率

指调查对象中，呼吸困难量表（mMRC量表）评分≥2分者所占的比例。

七、质量控制

为保证调查数据的可靠性，宁夏疾病预防控制中心根据国家工作方案制订了严格的质量控制方案，明确了各级、各部门及相关人员的职责，质量控制工作贯穿整个工作过程的各个环节。

（一）现场调查前期的质量控制

1.现场调查工作人员要求

成立自治区级技术指导组，指导各监测点开展现场调查工作。各监测点成立现场调查工作队，调查队负责人、质量控制员、问卷调查员、身体测量员及肺功能检查工作人员等各负其责，确保现场调查工作质量。

2.技术资料及调查工具准备

根据中国疾控中心慢病中心统一制定的工作手册、调查问卷和培训教材等电子版资料，宁夏疾病预防控制中心负责印刷工作手册，各监测点疾病预防控制中心负责购买规定参数的调查工具，包括移动终端（PAD）、肺功能仪及定标筒、医用电子血压计、身高坐高计、电子体重秤、腰围臀围尺，以及温度湿度压力计、计时器、细菌过滤器、咬口、储物罐、支气管扩张剂沙丁胺醇气雾剂等材料。

3.人员培训

各监测点所有参加本次调查的组织者、抽样员、质量控制员、问卷调查员、身体测量员、肺功能检查工作人员等60余人，均参加了宁夏疾病预防控制中心组织的培训班，考核合格率100%。

4.抽样

各监测点对上报的人口资料严格审核，自治区和各监测点项目组按照国家抽样方案共同负责抽样工作，各阶段抽样信息上报中国疾控中心慢病中心审核后确定调查对象，宁夏本次调查对象平均置换率符合国家要求的每个监测点置换率不超过10%的要求。

5.肺功能检查和胸部X线检查质量评估

自治区项目组建立区级肺功能检查质量评估组，负责对各监测点每日肺功能检查报告进行质量评级，并实时反馈结果与意见；建立区级胸部X线检查阅片专家组，由2名专家对同一份胸部X线检查结果进行平行双审核。

（二）现场调查的质量控制

1.调查前的现场准备

为保证调查工作顺利进行，各监测点利用多种宣传方式进行调查前动员，争取当地政府部门及村/居委会的理解与支持。现场调查前参照现场调查物资清单，清点调查工具和资料，设专人负责调查物资的管理、调试及校准。

2.现场调查督导与技术指导

自治区项目组在第一个启动的监测点进行督导和技术指导，中国疾控中心慢病中心对宁夏吴忠市利通区进行了督导，并组织其他监测点的技术骨干进行观摩学习；后期对剩余监测点进行现场督导和技术指导。

3.询问调查

调查数据通过中国慢阻肺监测信息收集与管理平台——质控与管理系统进行收集上

报。调查员在调查开始前须认真核实调查对象身份;严格按照电子问卷设置要求输入相应信息;监测点质控人员每日回收PAD调取调查录音进行审核;系统每日自动随机抽取每名调查员5%的调查问卷,由宁夏疾病预防控制中心质量控制员进行审核,对发现的问题及时在线反馈,监测点负责人员及时纠正并向调查员反馈。

4.身体测量

身高、体重、腰围、臀围和血压、心率的测量要求每项由2名测量员完成。宁夏疾病预防控制中心质量控制员在监测点现场针对身高、体重、腰围、臀围、血压、心率测量抽取5%调查对象进行复核测量,并与测量员测量结果进行比对,及时发现测量过程中存在的问题并纠正。

5.肺功能检查

参照ATS肺功能测试质量控制标准,制定此次监测肺功能检查的质量控制标准。全部监测点采用统一型号的肺功能测量仪——便携式肺功能仪。肺功能测量前根据操作说明安装好肺功能仪,每次使用肺功能仪前对仪器进行容量校准和三流速校准。各监测点配备统一的温度湿度压力计,每日进行环境参数的校准。测量员在检查前需要询问受试者是否满足肺功能测试的纳入、排除标准,包括有无检测禁忌证和应避免的药物服用情况,如支气管扩张剂、β受体激动剂、激素和茶碱类药物。采用统一的测量方法测定基础肺功能和支气管舒张试验后肺功能,每位受试者完成基础肺功能测试后,需要进行支气管舒张试验,使用沙丁胺醇气雾剂(400 μg/人),休息15 min后进行支气管舒张试验后肺功能测试。

FVC(流速—容量曲线)测试质控标准:

(1)单次操作标准。

①流速—容量曲线显示患者尽最大努力呼气,呼气峰值流速(PEF)迅速出现,外推容积<5%FVC或0.15 L;

②呼气相降支曲线平滑,至少呼气6 s;若受试者呼气时间<6 s,其时间—容量曲线须显示呼气相平台出现且超过2 s,流量变化<25 mL/s;

③呼气过程无中断,无咳嗽,无舌头阻塞、漏气、影响测试的声门闭合等情况。

(2)重复性测定。

①测定过程中要求受试者至少测定3次(一般最多不超过8次);

②可接受的操作中,FEV_1和FVC最佳值与次佳值间差异少于0.2 L;

③可接受的操作中,PEF最佳值与次佳值间差异少于0.67 L/s。

（3）结果报告：报告各次 FVC、FEV$_1$ 和 FEV$_6$ 中的最大值。

（三）现场调查结束后的质量控制

1.肺功能测试质量评级

采用肺功能评级（A、B、C、D、F 五级）的方式对肺功能测试结果进行质量控制，评级为 A、B、C 级的测试定为合格测试，评级为 D、F 级的测试则必须重新测试。自治区级肺功能质量评估组负责 3 个监测点的质量评估，对每份测试结果进行分级评价，要求各监测点达到 A 级的测试不低于 70%，达到 C 级及以上的测试不低于 95%。国家评估组按照 5% 的比例随机抽查，如抽查测试质量评估分级与自治区级肺功能质量评估组的不符合率超过 15%，则要求其对所有测试结果进行重新评估。

FVC 测试质量评估分级标准：

（1）可接受的操作。

①测试曲线符合图形要求；

②呼吸迅速，起始无犹豫（外推容积<0.15 L 或 5%FVC）；

③有效的 FEV$_6$（用力时间>6 s，如呼气时间<6 s，则要求其时间—容量曲线须显示呼气相平台出现且超过 2 s）。

（2）测试质量分级标准。

A：获得至少 3 次可接受的操作，且 FEV$_1$ 最佳值与次佳值间差异少于 0.1 L，FEV$_6$ 最佳值与次佳值间差异少于 0.1 L。

B：获得至少 2 次可接受的操作，且 FEV$_1$ 最佳值与次佳值间差异少于 0.15 L。

C：获得至少 2 次可接受的操作，且 FEV$_1$ 最佳值与次佳值间差异少于 0.2 L。

D：仅获得 1 次可接受的操作。

F：未获得可接受的操作。

2.数据清理

由中国疾控中心慢病中心工作人员分组编写数据清理程序并比对清理结果，发现问题时，宁夏疾病预防控制中心和各监测点沟通、核对数据并修正错误。本次监测应完成询问调查 1 800 人，完成肺功能测试 1 620 人（按肺功能禁忌证 10% 估计）。最终，3 个监测点共完成询问调查 1 800 人，完成支气管舒张试验后肺功能测试 1 733 人，肺功能测试结果合格 1 702 人。

第二部分　主要结果

一、调查对象基本情况

(一)调查居民的性别、年龄构成

2019年,宁夏3个监测点40岁及以上居民慢阻肺监测应调查1 800人,实际调查1 800人,纳入分析的样本数为1 800人。其中,男性909人,占50.5%;女性891人,占49.5%。40～49岁548人,占30.4%;50～59岁654人,占36.3%;60～69岁480人,占26.7%;70岁及以上118人,占6.6%。城市1 000人,占55.6%;农村800人,占44.4%。永宁县、利通区、同心县各600人,各占33.3%(表2-1、表2-2)。

表2-1　调查居民样本数

单位:人

类别		合计				城市				农村			
		合计	永宁县	利通区	同心县	合计	永宁县	利通区	同心县	合计	永宁县	利通区	同心县
合计	小计	1 800	600	600	600	1 000	500	400	100	800	100	200	500
	40~49岁	548	184	187	177	325	156	139	30	223	28	48	147
	50~59岁	654	220	225	209	375	181	157	37	279	39	68	172
	60~69岁	480	171	155	154	253	139	86	28	227	32	69	126
	70岁及以上	118	25	33	60	47	24	18	5	71	1	15	55
男性	小计	909	328	247	334	467	265	147	55	442	63	100	279
	40~49岁	253	102	69	82	141	79	45	17	112	23	24	65
	50~59岁	299	109	82	108	160	92	51	17	139	17	31	91
	60~69岁	280	105	81	94	141	83	41	17	139	22	40	77
	70岁及以上	77	12	15	50	25	11	10	4	52	1	5	46
女性	小计	891	272	353	266	533	235	253	45	358	37	100	221
	40~49岁	295	82	118	95	184	77	94	13	111	5	24	82
	50~59岁	355	111	143	101	215	89	106	20	140	22	37	81
	60~69岁	200	66	74	60	112	56	45	11	88	10	29	49
	70岁及以上	41	13	18	10	22	13	8	1	19	—	10	9

表2-2　调查居民性别、年龄、城乡构成

单位:%

类别		合计				城市				农村			
		合计	永宁县	利通区	同心县	合计	永宁县	利通区	同心县	合计	永宁县	利通区	同心县
合计	小计	100.0	100.0	100.0	100.0	100.0	100.0	100.0	100.0	100.0	100.0	100.0	100.0
	40~49岁	30.4	30.7	31.2	29.5	32.5	31.2	34.8	30.0	27.9	28.0	24.0	29.4
	50~59岁	36.3	36.7	37.5	34.8	37.5	36.2	39.3	37.0	34.9	39.0	34.0	34.4
	60~69岁	26.7	28.5	25.8	25.7	25.3	27.8	21.5	28.0	28.4	32.0	34.5	25.2
	70岁及以上	6.6	4.1	5.5	10.0	4.7	4.8	4.4	5.0	8.8	1.0	7.5	11.0
男性	小计	50.5	54.7	41.2	55.7	46.7	53.0	36.8	55.0	55.3	63.0	50.0	55.8
	40~49岁	14.1	17.0	11.5	13.7	14.1	15.8	11.3	17.0	14.0	23.0	12.0	13.0
	50~59岁	16.6	18.2	13.7	18.0	16.0	18.4	12.8	17.0	17.4	17.0	15.5	18.2
	60~69岁	15.6	17.5	13.5	15.7	14.1	16.6	10.3	17.0	17.4	22.0	20.0	15.4
	70岁及以上	4.2	2.0	2.5	8.3	2.5	2.2	2.4	4.0	6.5	1.0	2.5	9.2
女性	小计	49.5	45.3	58.8	44.3	53.3	47.0	63.3	45.0	44.8	37.0	50.0	44.2
	40~49岁	16.4	13.7	19.7	15.8	18.4	15.4	23.5	13.0	13.9	5.0	12.0	16.4
	50~59岁	19.7	18.5	23.8	16.8	21.5	17.8	26.5	20.0	17.5	22.0	18.5	16.2
	60~69岁	11.1	11.0	12.3	10.0	11.2	11.2	11.3	11.0	11.0	10.0	14.5	9.8
	70岁及以上	2.3	2.1	3.0	1.7	2.2	2.6	2.0	1.0	2.4	—	5.0	1.8

(二)调查居民的教育水平、婚姻状况、职业构成

受教育程度中,小学及以下占63.2%,初中占33.4%,中专及以上占3.4%。婚姻状况中,已婚/同居者占93.0%,离婚/丧偶/分居者占6.8%,单身者占0.2%。职业中,农林牧渔水利者占50.3%,家务占14.2%,其他劳动者占9.0%(表2-3)。

表2-3　调查居民的教育水平、婚姻状况、职业构成

单位:%

类别		合计				城市				农村			
		合计	永宁县	利通区	同心县	合计	永宁县	利通区	同心县	合计	永宁县	利通区	同心县
受教育程度	小学及以下	63.2	52.5	53.0	83.8	54.3	53.6	48.3	82.0	74.1	47.0	62.5	84.2
	初中	33.4	43.0	41.5	15.8	39.7	41.2	43.5	17.0	25.6	52.0	37.5	15.6
	中专及以上	3.4	4.5	5.5	0.4	6.0	5.2	8.2	1.0	0.3	1.0	—	0.2
婚姻状况	单身	0.2	0.3	0.3	—	0.3	0.4	0.3	—	0.1	—	0.5	—
	已婚/同居	93.0	93.5	91.0	94.5	92.2	93.4	90.3	94.0	94.0	94.0	92.5	94.6
	离婚/丧偶/分居	6.8	6.2	8.7	5.5	7.5	6.2	9.4	6.0	5.9	6.0	7.0	5.4

续表

类别		合计				城市				农村			
		合计	永宁县	利通区	同心县	合计	永宁县	利通区	同心县	合计	永宁县	利通区	同心县
职业	农林牧渔水利	50.4	59.8	12.2	79.1	37.1	52.8	3.0	95.0	66.8	95.0	30.5	75.8
	生产运输	1.7	2.8	1.5	0.8	2.3	3.2	1.3	1.0	1.0	1.0	1.5	0.8
	商业服务	4.5	7.8	5.0	0.7	7.1	9.2	6.3	—	1.3	1.0	2.5	0.8
	行政干部	1.5	2.0	1.3	1.2	2.2	2.4	1.8	3.0	0.6	—	0.5	0.8
	办事人员	0.5	0.7	0.5	0.3	0.5	0.6	0.5	—	0.5	—	0.5	0.4
	技术人员	1.3	0.7	3.2	—	2.1	0.8	4.3	—	0.3	—	1.0	—
	其他劳动者	9.0	4.8	18.8	3.3	12.0	5.6	23.0	—	5.3	1.0	10.5	4.0
	在校学生	0.1	—	—	0.2	0.1	—	—	1.0	—	—	—	—
	未就业	8.9	9.2	12.8	4.8	8.0	11.0	6.3	—	10.1	—	26.0	5.8
	家务	14.2	6.2	30.7	5.8	16.7	7.4	32.5	—	11.1	—	27.0	7.0
	离退休人员	7.9	6.0	14.0	3.8	11.9	7.0	21.0	—	3.0	1.0	—	4.6

二、慢阻肺患病情况

(一)慢阻肺患病率

1.有效样本

慢阻肺患病情况的有效样本为1 702人,其中男性852人、女性850人;城市949人,农村753人;永宁县、利通区、同心县分别为577人、567人和558人。

2.慢阻肺患病率

调查居民慢阻肺患病率为10.5%,男性15.2%,女性5.7%;40～49岁3.9%,50～59岁8.8%,60～69岁18.0%,70岁及以上21.9%;城市9.1%,农村11.9%;永宁县9.4%,利通区12.4%,同心县9.0%(表2-4)。

表2-4 调查居民慢阻肺患病率

单位:%

类别		合计				城市				农村			
		合计	永宁县	利通区	同心县	合计	永宁县	利通区	同心县	合计	永宁县	利通区	同心县
合计	小计	10.5	9.4	12.4	9.0	9.1	8.8	9.7	7.9	11.9	12.4	16.0	9.2
	40～49岁	3.9	5.5	5.1	1.0	4.5	5.6	4.4	0.0	3.2	4.8	6.1	1.2
	50～59岁	8.8	6.4	12.4	6.1	7.8	6.8	10.7	0.0	9.8	5.1	15.2	7.6
	60～69岁	18.0	15.7	20.5	17.0	15.5	12.3	16.3	24.4	20.4	30.2	24.6	15.0
	70岁及以上	21.9	24.9	17.9	23.4	18.1	25.7	9.9	16.7	23.9	0.0	24.5	24.0

类别		合计				城市				农村			
		合计	永宁县	利通区	同心县	合计	永宁县	利通区	同心县	合计	永宁县	利通区	同心县
男性	小计	15.2	13.2	18.4	13.8	14.1	12.7	17.7	9.2	16.3	15.1	19.2	14.9
	40～49岁	7.2	8.3	10.2	2.4	7.4	9.1	7.7	0.0	7.0	5.9	13.3	3.1
	50～59岁	13.8	12.6	17.7	10.7	14.8	12.6	22.2	0.0	12.8	13.0	12.7	12.8
	60～69岁	20.2	14.3	26.1	18.9	17.0	10.5	24.0	22.2	23.0	28.6	27.8	17.9
	70岁及以上	30.4	49.7	21.7	28.9	30.2	53.0	10.2	20.0	30.5	0.0	40.0	29.7
女性	小计	5.7	5.2	7.6	3.4	4.8	4.7	4.7	6.3	6.7	8.5	12.6	2.7
	40～49岁	1.3	2.2	1.8	0.0	2.3	2.4	2.7	0.0	0.0	0.0	0.0	0.0
	50～59岁	4.5	0.8	8.7	1.5	2.7	1.0	4.5	0.0	6.8	0.0	17.9	1.9
	60～69岁	14.8	17.8	13.2	14.0	13.7	14.8	8.6	28.6	16.1	33.3	19.2	10.3
	70岁及以上	8.2	0.0	15.6	0.0	4.2	0.0	9.6	0.0	11.1	—	19.0	0.0

(二)慢阻肺患者气流受限严重程度

1.有效样本

慢阻肺患者气流受限严重程度的有效样本为173人,其中男性124人、女性49人;城市88人,农村85人;永宁县、利通区、同心县分别为55人、68人和50人。

2.慢阻肺患者气流受限严重程度

调查慢阻肺患者气流受限严重程度中,轻度72.3%,中度26.0%,重度1.7%,极重度0.0%(表2-5)。

表2-5 调查居民慢阻肺患者气流受限严重程度分级构成

单位:%

类别		轻度	中度	重度	极重度
性别	男性	74.2	24.2	1.6	0.0
	女性	67.3	30.7	2.0	0.0
年龄	40～49岁	81.8	18.2	—	0.0
	50～59岁	75.0	23.1	1.9	0.0
	60～69岁	68.4	30.3	1.3	0.0
	70岁及以上	69.6	26.1	4.3	0.0
城乡	城市	75.0	22.7	2.3	0.0
	农村	69.4	29.4	1.2	0.0
监测点	永宁县	70.9	27.3	1.8	0.0
	利通区	69.2	27.9	2.9	0.0
	同心县	78.0	22.0	—	0.0
合计		72.3	26.0	1.7	0.0

三、慢阻肺相关危险因素

(一)烟草烟雾暴露

1.有效样本

吸烟有效样本为1 793人,其中男性907人、女性886人;城市994人,农村799人;永宁县、利通区、同心县分别为599人、596人和598人。

2.吸烟率

调查居民吸烟率为28.2%,男性55.7%,女性0.3%;城市25.3%,农村31.2%;40~49岁22.1%,50~59岁28.3%,60~69岁33.8%,70岁及以上32.1%;永宁县29.3%,利通区27.9%,同心县27.7%(表2-6)。

表2-6　调查居民吸烟率

单位:%

类别		合计				城市				农村			
		合计	永宁县	利通区	同心县	合计	永宁县	利通区	同心县	合计	永宁县	利通区	同心县
合计	小计	28.2	29.3	27.9	27.7	25.3	28.0	24.1	20.1	31.2	35.1	32.9	29.5
	40~49岁	22.1	28.2	18.9	21.0	21.4	26.3	15.7	26.2	23.0	38.1	24.1	19.9
	50~59岁	28.3	32.4	31.3	21.4	27.4	34.0	27.1	6.8	29.3	25.4	38.3	25.0
	60~69岁	33.8	29.3	33.8	38.0	28.4	25.6	30.6	31.9	39.2	45.7	36.7	39.8
	70岁及以上	32.1	8.2	24.4	44.7	17.3	8.4	28.1	16.7	40.1	0.0	21.1	47.0
男性	小计	55.7	54.5	61.4	51.2	53.6	53.6	61.0	36.0	57.6	58.4	61.8	54.9
	40~49岁	49.9	52.6	48.6	48.5	50.2	54.3	45.7	47.8	49.6	47.1	52.2	48.7
	50~59岁	61.5	66.4	75.2	43.8	62.9	66.6	76.4	13.8	60.2	65.2	73.9	51.2
	60~69岁	55.3	47.9	56.8	60.3	49.3	42.8	57.9	51.7	60.5	67.7	56.1	62.8
	70岁及以上	51.3	17.8	63.1	54.2	33.3	19.0	53.3	20.0	58.7	0.0	80.0	57.1
女性	小计	0.3	0.0	0.4	0.4	0.3	0.0	0.6	0.0	0.3	0.0	0.0	0.5
	40~49岁	0.0	0.0	0.0	0.0	0.0	0.0	0.0	0.0	0.0	0.0	0.0	0.0
	50~59岁	0.2	0.0	0.5	0.0	0.4	0.0	0.7	0.0	0.0	0.0	0.0	0.0
	60~69岁	1.0	0.0	1.0	2.0	0.7	0.0	1.7	0.0	1.3	0.0	0.0	2.6
	70岁及以上	0.0	0.0	0.0	0.0	0.0	0.0	0.0	0.0	0.0	—	0.0	0.0

3.现在吸烟率

调查居民现在吸烟率为18.8%,男性37.1%,女性0.2%;40~49岁18.5%,50~59岁19.6%,60~69岁19.2%,70岁及以上13.4%;城市16.9%,农村20.7%;永宁县20.9%,利通区18.3%,同心县17.7%(表2-7)。

表2-7 调查居民现在吸烟率

单位:%

类别		合计				城市				农村			
		合计	永宁县	利通区	同心县	合计	永宁县	利通区	同心县	合计	永宁县	利通区	同心县
合计	小计	18.8	20.9	18.3	17.7	16.9	19.9	15.5	11.7	20.7	25.7	22.0	19.1
	40～49岁	18.5	23.4	14.9	18.7	16.9	20.5	11.9	23.8	20.3	38.1	20.0	17.5
	50～59岁	19.6	24.4	19.8	15.6	19.1	26.5	17.2	1.7	20.3	15.3	24.2	19.0
	60～69岁	19.2	16.1	21.8	18.9	15.7	13.3	19.9	12.8	22.7	28.3	23.5	20.8
	70岁及以上	13.4	4.5	7.8	19.7	6.0	4.7	4.6	16.7	17.4	0.0	10.6	19.9
男性	小计	37.1	38.9	40.1	32.9	35.8	38.0	38.8	20.9	38.4	42.7	41.3	35.8
	40～49岁	41.6	43.5	38.5	43.1	39.6	42.4	34.6	43.5	43.7	47.1	43.3	42.9
	50～59岁	42.6	50.1	47.3	31.9	43.7	52.0	48.0	3.4	41.6	39.1	46.6	39.0
	60～69岁	31.6	26.3	36.4	30.6	27.0	22.3	37.1	20.7	35.5	41.9	35.9	33.6
	70岁及以上	21.4	9.9	20.1	23.9	11.5	10.6	8.7	20.0	25.5	0.0	40.0	24.2
女性	小计	0.2	0.0	0.4	0.0	0.3	0.0	0.6	0.0	0.0	0.0	0.0	0.0
	40～49岁	0.0	0.0	0.0	0.0	0.0	0.0	0.0	0.0	0.0	0.0	0.0	0.0
	50～59岁	0.2	0.0	0.5	0.0	0.4	0.0	0.7	0.0	0.0	0.0	0.0	0.0
	60～69岁	0.4	0.0	1.0	0.0	0.7	0.0	1.7	0.0	0.0	0.0	0.0	0.0
	70岁及以上	0.0	0.0	0.0	0.0	0.0	0.0	0.0	0.0	0.0	—	0.0	0.0

(二)职业粉尘和(或)有害气体暴露

1.有效样本

职业粉尘和(或)有害气体暴露的有效样本为1 798人,其中男性909、女性889人;城市998人,农村800人;永宁县、利通区、同心县分别为600人、600人和598人。

2.职业粉尘和(或)有害气体暴露率

调查居民职业粉尘和(或)有害气体暴露率为42.0%,男性49.9%,女性34.0%;40～49岁46.2%,50～59岁43.0%,60～69岁40.0%,70岁及以上25.3%;城市42.0%,农村42.0%;永宁县48.2%,利通区40.8%,同心县38.5%(表2-8)。

表2-8 调查居民职业粉尘和(或)有害气体暴露率

单位:%

类别		合计				城市				农村			
		合计	永宁县	利通区	同心县	合计	永宁县	利通区	同心县	合计	永宁县	利通区	同心县
合计	小计	42.0	48.2	40.8	38.5	42.0	48.5	35.1	43.5	42.0	46.6	48.5	37.3
	40~49岁	46.2	48.2	46.6	43.9	45.0	46.9	40.6	57.5	47.5	54.8	56.8	41.0
	50~59岁	43.0	48.1	40.4	42.1	40.0	50.5	31.1	39.3	46.5	37.3	55.8	42.9

续表

类别		合计				城市				农村			
		合计	永宁县	利通区	同心县	合计	永宁县	利通区	同心县	合计	永宁县	利通区	同心县
合计	60~69岁	40.0	50.0	38.3	33.0	41.7	50.0	33.3	36.2	38.3	50.0	42.7	32.0
	70岁及以上	25.3	35.8	22.6	23.3	39.2	33.9	42.4	50.0	17.7	100.0	5.3	21.1
男性	小计	49.9	56.4	49.2	45.4	51.2	57.2	42.7	52.3	48.7	52.8	55.6	43.7
	40~49岁	57.5	59.0	62.0	50.8	57.2	61.0	49.6	65.2	57.8	52.9	77.9	46.5
	50~59岁	51.9	57.2	46.1	53.4	47.6	58.8	35.5	41.4	56.2	47.8	57.7	56.4
	60~69岁	46.4	53.8	43.3	43.2	50.1	53.5	42.5	55.2	43.1	54.8	43.9	39.6
	70岁及以上	30.3	49.9	42.0	23.4	48.7	46.6	54.7	40.0	22.7	100.0	20.0	22.0
女性	小计	34.0	38.7	34.0	30.5	33.9	38.9	30.3	32.4	34.3	37.3	40.5	30.0
	40~49岁	37.0	35.7	36.7	38.5	35.8	33.8	35.7	47.1	38.5	62.5	38.7	37.2
	50~59岁	35.6	39.5	36.4	31.5	34.4	42.0	28.7	37.5	37.2	30.6	53.7	29.9
	60~69岁	30.3	44.0	31.1	16.8	30.7	44.7	23.6	5.6	29.8	40.0	40.3	20.1
	70岁及以上	16.9	23.8	10.4	23.1	28.8	23.8	28.9	100.0	7.1	—	0.0	17.1

3.职业粉尘和(或)有害气体暴露者防护率

调查居民职业粉尘和(或)有害气体暴露者防护率为71.7%,男性67.8%,女性77.4%;40~49岁82.3%,50~59岁71.3%,60~69岁62.1%,70岁及以上49.5%;城市65.0%,农村78.8%;永宁县79.1%,利通区72.3%,同心县63.5%(表2-9)。

表2-9　调查居民职业粉尘和(或)有害气体暴露者防护率

单位:%

类别		合计				城市				农村			
		合计	永宁县	利通区	同心县	合计	永宁县	利通区	同心县	合计	永宁县	利通区	同心县
合计	小计	71.7	79.1	72.3	63.5	65.0	76.1	55.9	47.8	78.8	94.2	88.5	67.8
	40~49岁	82.3	91.9	80.8	75.5	77.9	92.0	67.2	65.2	87.2	91.3	97.1	78.5
	50~59岁	71.3	77.2	72.2	64.9	62.3	73.4	56.4	33.3	80.2	100.0	86.7	72.2
	60~69岁	62.1	70.9	63.1	48.5	54.2	66.3	36.7	41.2	70.3	91.3	81.3	50.9
	70岁及以上	49.5	57.0	51.6	44.5	51.4	53.3	44.6	66.7	47.3	100.0	100.0	40.2
男性	小计	67.8	74.6	73.3	55.3	61.2	70.4	51.1	48.9	74.2	93.6	90.4	57.2
	40~49岁	77.5	89.2	75.8	65.7	72.1	89.3	51.8	60.0	83.3	88.9	95.5	68.1
	50~59岁	67.4	66.0	76.2	60.9	57.6	61.2	56.8	41.7	75.7	100.0	89.2	64.4
	60~69岁	62.5	72.0	69.4	43.8	55.9	66.1	44.3	43.8	69.1	94.1	86.1	43.8
	70岁及以上	42.9	48.5	58.7	32.8	46.6	41.2	50.0	50.0	39.6	100.0	100.0	30.1

续表

类别		合计				城市				农村			
		合计	永宁县	利通区	同心县	合计	永宁县	利通区	同心县	合计	永宁县	利通区	同心县
女性	小计	77.4	86.7	71.1	77.7	70.0	85.2	60.3	45.5	86.3	95.5	85.5	85.4
	40~49岁	88.3	97.0	86.2	85.4	84.9	96.6	78.8	75.0	92.3	100.0	100.0	87.5
	50~59岁	76.0	92.5	68.6	71.2	67.1	91.0	56.1	25.0	86.6	100.0	83.7	86.3
	60~69岁	61.0	68.9	50.5	67.4	50.6	66.5	22.2	0.0	73.4	83.3	71.3	72.9
	70岁及以上	69.3	72.0	33.3	100.0	60.2	72.0	33.3	100.0	100.0	—	—	100.0

（三）家庭污染燃料使用情况

1.有效样本

家庭污染燃料部分的有效样本为1 646人，其中男性776人、女性870人；城市931人，农村715人。永宁县、利通区、同心县分别为561人、538人和547人。

2.家庭室内污染燃料使用情况

（1）家庭室内污染燃料使用比例。

调查居民家庭室内污染燃料使用比例为52.5%，男性54.6%，女性50.3%；40～49岁49.0%，50～59岁50.1%，60～69岁56.4%，70岁及以上66.6%；城市22.2%，农村84.4%；永宁县4.0%，利通区48.2%，同心县95.9%（表2-10）。

表2-10　调查居民家庭室内污染燃料使用比例

单位:%

类别		合计				城市				农村			
		合计	永宁县	利通区	同心县	合计	永宁县	利通区	同心县	合计	永宁县	利通区	同心县
合计	小计	52.5	4.0	48.2	95.9	22.2	4.7	19.8	91.0	84.4	0.7	86.8	97.0
	40~49岁	49.0	2.9	42.4	95.9	21.2	3.0	21.4	90.5	81.6	2.4	77.6	97.1
	50~59岁	50.1	5.6	41.4	96.2	22.3	6.8	16.5	93.4	82.0	0.0	82.6	96.9
	60~69岁	56.4	3.6	64.2	94.4	25.3	4.5	27.2	87.2	86.5	0.0	97.0	96.6
	70岁及以上	66.6	0.0	50.6	98.5	11.2	0.0	0.0	100.0	96.7	0.0	94.7	98.3
男性	小计	54.6	3.8	52.9	96.6	23.6	4.5	20.7	93.0	83.0	1.1	85.0	97.5
	40~49岁	48.9	3.5	48.9	96.2	25.4	3.7	28.4	91.3	74.5	2.9	75.3	97.7
	50~59岁	50.7	4.9	42.0	96.3	20.1	5.8	11.3	93.1	81.5	0.0	75.8	97.1
	60~69岁	59.0	3.4	70.0	96.4	26.8	4.2	28.7	93.1	86.9	0.0	98.5	97.4
	70岁及以上	72.5	0.0	29.2	98.1	17.9	0.0	0.0	100.0	95.1	0.0	80.0	98.0
女性	小计	50.3	4.2	44.3	95.1	21.0	4.9	19.2	88.6	85.9	0.0	88.8	96.6
	40~49岁	49.0	2.1	38.2	95.7	18.0	2.3	17.7	89.5	87.q8	0.0	79.6	96.7

续表

类别		合计				城市				农村			
		合计	永宁县	利通区	同心县	合计	永宁县	利通区	同心县	合计	永宁县	利通区	同心县
女性	50~59岁	49.6	6.2	40.9	96.1	23.9	7.9	19.2	93.8	82.5	0.0	90.0	96.7
	60~69岁	52.4	4.1	56.1	91.3	23.2	4.8	25.6	77.8	85.8	0.0	94.2	95.3
	70岁及以上	56.7	0.0	64.0	100.0	3.9	0.0	0.0	100.0	100.0	—	100.0	100.0

（2）室内生物燃料使用比例。

调查居民室内生物燃料使用比例为13.9%，男性15.0%，女性12.8%；40～49岁13.2%，50～59岁14.5%，60～69岁13.6%，70岁及以上14.9%；城市5.7%，农村22.5%；永宁县0.5%，利通区4.9%，同心县35.0%（表2-11）。

表2-11 调查居民室内生物燃料使用比例

单位：%

类别		合计				城市				农村			
		合计	永宁县	利通区	同心县	合计	永宁县	利通区	同心县	合计	永宁县	利通区	同心县
合计	小计	13.9	0.5	4.9	35.0	5.7	0.4	1.0	40.4	22.5	0.7	10.2	33.8
	40~49岁	13.2	0.4	3.7	35.9	4.1	0.0	1.5	31.0	23.9	2.4	7.4	37.0
	50~59岁	14.5	0.5	4.2	38.1	6.6	0.6	1.1	45.9	23.6	0.0	9.3	36.1
	60~69岁	13.6	0.5	7.6	32.7	5.7	0.6	0.0	36.2	21.2	0.0	14.3	31.6
	70岁及以上	14.9	0.0	2.8	27.0	9.3	0.0	0.0	83.3	17.9	0.0	5.3	22.4
男性	小计	15.0	0.9	6.5	34.4	7.1	0.8	0.5	44.2	22.1	1.1	12.5	32.0
	40~49岁	12.3	0.7	6.7	30.6	3.6	0.0	1.6	21.7	21.7	2.9	13.3	33.3
	50~59岁	16.3	1.1	5.6	39.3	6.9	1.3	0.0	44.8	25.7	0.0	11.8	38.0
	60~69岁	14.9	0.8	8.1	35.6	9.5	1.1	0.0	55.2	19.6	0.0	13.7	29.7
	70岁及以上	18.3	0.0	0.0	26.9	14.3	0.0	0.0	80.0	20.0	0.0	0.0	22.5
女性	小计	12.8	0.0	3.5	35.7	4.5	0.0	1.3	35.7	23.0	0.0	7.5	35.7
	40~49岁	14.0	0.0	1.7	39.9	4.4	0.0	1.5	42.1	25.9	0.0	2.3	39.6
	50~59岁	13.0	0.0	3.3	36.9	6.4	0.0	1.7	46.9	21.6	0.0	6.7	34.3
	60~69岁	11.5	0.0	6.9	28.0	0.7	0.0	0.0	5.6	23.9	0.0	15.4	34.6
	70岁及以上	9.1	0.0	4.6	27.7	3.9	0.0	0.0	100.0	13.3	—	7.2	22.1

（3）家庭室内煤炭使用比例。

调查居民家庭室内煤炭使用比例为50.9%，男性52.7%，女性49.1%；40～49岁47.7%，50～59岁48.4%，60～69岁54.7%，70岁及以上64.3%；城市20.3%，农村83.2%；永宁县3.9%，利通区48.2%，同心县91.3%（表2-12）。

表2-12　调查居民家庭室内煤炭使用比例

单位:%

类别		合计				城市				农村			
		合计	永宁县	利通区	同心县	合计	永宁县	利通区	同心县	合计	永宁县	利通区	同心县
合计	小计	50.9	3.9	48.2	91.3	20.3	4.7	19.8	75.6	83.2	0.0	86.8	95.0
	40~49岁	47.7	2.5	42.4	92.4	20.2	3.0	21.4	81.0	80.1	0.0	77.6	94.9
	50~59岁	48.4	5.6	41.4	91.1	20.4	6.8	16.5	78.7	80.5	0.0	82.6	94.2
	60~69岁	54.7	3.6	64.2	89.3	22.4	4.5	27.2	68.1	86.0	0.0	97.0	95.6
	70岁及以上	64.3	0.0	50.6	94.0	7.5	0.0	0.0	66.7	95.1	0.0	94.7	96.2
男性	小计	52.7	3.6	52.9	91.3	20.8	4.5	20.7	74.4	81.8	0.0	85.0	95.5
	40~49岁	48.1	2.8	48.9	94.4	24.8	3.7	28.4	87.0	73.4	0.0	75.3	96.6
	50~59岁	48.6	4.9	42.0	90.3	17.7	5.8	11.3	75.9	79.7	0.0	75.8	93.9
	60~69岁	56.7	3.4	70.0	89.4	22.4	4.2	28.7	65.5	86.5	0.0	98.5	96.6
	70岁及以上	68.8	0.0	29.2	92.7	10.7	0.0	0.0	60.0	92.8	0.0	80.0	95.4
女性	小计	49.1	4.2	44.3	91.2	19.8	4.9	19.2	77.1	84.7	0.0	88.8	94.4
	40~49岁	47.4	2.1	38.2	90.8	16.7	2.3	17.7	73.7	85.8	0.0	79.6	93.7
	50~59岁	48.2	6.2	40.9	91.8	22.5	7.9	19.2	81.3	81.3	0.0	90.0	94.6
	60~69岁	51.7	4.1	56.1	89.0	22.5	4.8	25.6	72.2	85.1	0.0	94.2	93.9
	70岁及以上	56.7	0.0	64.0	100.0	3.9	0.0	0.0	100.0	100.0	—	100.0	100.0

3.家庭烹饪污染燃料使用情况

(1)家庭烹饪污染燃料使用比例。

调查居民家庭烹饪污染燃料使用比例为28.4%,男性30.0%,女性26.8%;40～49岁28.9%,50～59岁28.2%,60～69岁27.3%,70岁及以上32.2%;城市9.8%,农村48.1%;永宁县0.9%,利通区20.9%,同心县58.9%(表2-13)。

表2-13　调查居民家庭烹饪污染燃料使用比例

单位:%

类别		合计				城市				农村			
		合计	永宁县	利通区	同心县	合计	永宁县	利通区	同心县	合计	永宁县	利通区	同心县
合计	小计	28.4	0.9	20.9	58.9	9.8	1.1	5.5	54.5	48.1	0.0	41.8	60.0
	40~49岁	28.9	0.5	21.5	61.9	10.2	0.6	9.1	52.4	50.8	0.0	42.4	64.0
	50~59岁	28.2	0.9	20.3	59.6	9.7	1.1	4.2	57.4	49.6	0.0	47.1	60.1
	60~69岁	27.3	1.6	21.7	57.3	9.6	1.9	3.6	48.9	44.5	0.0	37.7	59.8
	70岁及以上	32.2	0.0	16.8	52.2	9.3	0.0	0.0	83.3	44.6	0.0	31.5	49.6

续表

类别		合计				城市				农村			
		合计	永宁县	利通区	同心县	合计	永宁县	利通区	同心县	合计	永宁县	利通区	同心县
男性	小计	30.0	1.2	24.4	58.5	11.1	1.5	6.1	54.7	47.4	0.0	42.7	59.4
	40~49岁	28.4	0.9	29.8	55.5	12.0	1.2	12.3	47.8	46.3	0.0	52.2	57.8
	50~59岁	31.7	1.9	26.9	60.6	7.8	2.2	1.1	44.8	55.9	0.0	55.3	64.5
	60~69岁	28.3	0.8	20.8	61.9	13.5	1.1	7.1	65.5	41.1	0.0	30.3	60.8
	70岁及以上	35.2	0.0	0.0	51.6	14.3	0.0	0.0	80.0	43.9	0.0	0.0	49.3
女性	小计	26.8	0.7	18.0	59.5	8.7	0.8	5.1	54.3	48.8	0.0	40.8	60.7
	40~49岁	29.3	0.0	16.2	66.8	8.9	0.0	7.3	57.9	54.7	0.0	34.1	68.3
	50~59岁	25.3	0.0	15.8	58.6	11.1	0.0	5.8	68.8	43.6	0.0	38.3	56.0
	60~69岁	25.8	2.7	23.1	50.1	4.4	3.2	0.0	22.2	50.3	0.0	51.9	58.2
	70岁及以上	27.2	0.0	27.4	54.8	3.9	0.0	0.0	100.0	46.3	—	42.8	51.3

（2）家庭烹饪生物燃料使用比例。

调查居民家庭烹饪生物燃料使用比例为28.4%，男性30.0%，女性26.8%；40~49岁28.9%，50~59岁28.2%，60~69岁27.3%，70岁及以上32.2%；城市9.8%，农村48.1%；永宁县0.9%，利通区20.9%，同心县58.9%（表2-14）。

表2-14　调查居民家庭烹饪生物燃料使用比例

单位：%

类别		合计				城市				农村			
		合计	永宁县	利通区	同心县	合计	永宁县	利通区	同心县	合计	永宁县	利通区	同心县
合计	小计	28.4	0.9	20.9	58.9	9.8	1.1	5.5	54.5	48.1	0.0	41.8	60.0
	40~49岁	28.9	0.5	21.5	61.9	10.2	0.6	9.1	52.4	50.8	0.0	42.4	64.0
	50~59岁	28.2	0.9	20.3	59.6	9.7	1.1	4.2	57.4	49.6	0.0	47.1	60.1
	60~69岁	27.3	1.6	21.7	57.3	9.6	1.9	3.6	48.9	44.5	0.0	37.7	59.8
	70岁及以上	32.2	0.0	16.8	52.2	9.3	0.0	0.0	83.3	44.6	0.0	31.5	49.6
男性	小计	30.0	1.2	24.4	58.5	11.1	1.5	6.1	54.7	47.4	0.0	42.7	59.4
	40~49岁	28.4	0.9	29.8	55.5	12.0	1.2	12.3	47.8	46.3	0.0	52.2	57.8
	50~59岁	31.7	1.9	26.9	60.6	7.8	2.2	1.1	44.8	55.9	0.0	55.3	64.5
	60~69岁	28.3	0.8	20.8	61.9	13.5	1.1	7.1	65.5	41.1	0.0	30.3	60.8
	70岁及以上	35.2	0.0	0.0	51.6	14.3	0.0	0.0	80.0	43.9	0.0	0.0	49.3
女性	小计	26.8	0.7	18.0	59.5	8.7	0.8	5.1	54.3	48.8	0.0	40.8	60.7
	40~49岁	29.3	0.0	16.2	66.8	8.9	0.0	7.3	57.9	54.7	0.0	34.1	68.3

类别		合计				城市				农村		
		合计	永宁县	利通区	同心县	合计	永宁县	利通区	同心县	合计	永宁县	利通区	同心县
女性	50~59岁	25.3	0.0	15.8	58.6	11.1	0.0	5.8	68.8	43.6	0.0	38.3	56.0
	60~69岁	25.8	2.7	23.1	50.1	4.4	3.2	0.0	22.2	50.3	0.0	51.9	58.2
	70岁及以上	27.2	0.0	27.4	54.8	3.9	0.0	0.0	100.0	46.3	—	42.8	51.3

（3）家庭烹饪煤/煤油使用比例。

调查居民家庭烹饪煤/煤油使用比例为24.1%，男性25.9%，女性22.2%；40～49岁24.5%，50～59岁23.1%，60～69岁24.0%，70岁及以上28.0%；城市7.2%，农村41.8%；永宁县0.9%，利通区19.7%，同心县47.4%（表2-15）。

表2-15　调查居民家庭烹饪煤/煤油使用比例

单位：%

类别		合计				城市				农村			
		合计	永宁县	利通区	同心县	合计	永宁县	利通区	同心县	合计	永宁县	利通区	同心县
合计	小计	24.1	0.9	19.7	47.4	7.2	1.1	5.2	35.3	41.8	0.0	39.5	50.3
	40~49岁	24.5	0.5	20.9	49.3	8.2	0.6	8.0	38.1	43.7	0.0	42.4	51.8
	50~59岁	23.1	0.9	18.6	46.2	7.4	1.1	4.2	39.3	41.1	0.0	42.6	47.9
	60~69岁	24.0	1.6	20.5	48.5	6.1	1.9	3.6	25.5	41.4	0.0	35.4	55.4
	70岁及以上	28.0	0.0	16.8	44.1	5.6	0.0	0.0	50.0	40.2	0.0	31.5	43.6
男性	小计	25.9	1.2	22.6	48.7	7.4	1.5	5.6	31.4	42.8	0.0	39.6	52.9
	40~49岁	26.5	0.9	28.9	50.3	10.2	1.2	10.7	39.1	44.2	0.0	52.2	53.6
	50~59岁	25.8	1.9	23.6	47.2	4.9	2.2	1.1	24.1	46.9	0.0	48.4	52.9
	60~69岁	24.7	0.8	19.6	52.3	7.9	1.1	7.1	31.0	39.3	0.0	28.3	58.7
	70岁及以上	29.1	0.0	0.0	42.6	7.2	0.0	0.0	40.0	38.2	0.0	0.0	42.9
女性	小计	22.2	0.7	17.3	46.0	7.0	0.8	4.9	40.0	40.7	0.0	39.4	47.4
	40~49岁	23.0	0.0	15.7	48.5	6.7	0.0	6.6	36.8	43.3	0.0	34.1	50.5
	50~59岁	20.8	0.0	15.1	45.2	9.2	0.0	5.8	53.1	35.7	0.0	36.3	43.2
	60~69岁	22.9	2.7	21.8	42.6	3.7	3.2	0.0	16.7	45.0	0.0	49.0	50.2
	70岁及以上	26.3	0.0	27.4	50.9	3.9	0.0	0.0	100.0	44.6	—	42.8	47.1

4.家庭取暖污染燃料使用情况

（1）家庭取暖污染燃料使用比例。

调查居民家庭取暖污染燃料使用比例为50.5%，男性52.0%，女性49.0%；40～49岁

47.0%,50～59岁48.0%,60～69岁54.5%,70岁及以上65.3%；城市20.4%,农村82.3%；永宁县3.6%,利通区47.0%,同心县91.7%(表2-16)。

表2-16　调查居民家庭取暖污染燃料使用比例

单位:%

类别		合计				城市				农村			
		合计	永宁县	利通区	同心县	合计	永宁县	利通区	同心县	合计	永宁县	利通区	同心县
合计	小计	50.5	3.6	47.0	91.7	20.4	4.2	19.1	80.1	82.3	0.7	84.8	94.5
	40~49岁	47.0	2.9	40.6	92.0	20.0	3.0	20.5	83.3	78.7	2.4	74.3	93.9
	50~59岁	48.0	5.0	40.9	90.9	20.4	6.2	15.7	83.6	79.7	0.0	82.6	92.7
	60~69岁	54.5	3.1	62.5	91.1	23.0	3.8	27.2	74.5	84.9	0.0	93.7	96.1
	70岁及以上	65.3	0.0	50.6	95.9	7.5	0.0	0.0	66.7	96.7	0.0	94.7	98.3
男性	小计	52.0	3.4	51.7	90.8	21.3	4.0	20.7	79.1	80.1	1.1	82.6	93.7
	40~49岁	45.6	3.5	45.8	89.0	24.2	3.7	28.4	82.6	68.8	2.9	68.2	90.9
	50~59岁	48.0	3.8	42.0	89.5	18.5	4.5	11.3	86.2	77.7	0.0	75.8	90.3
	60~69岁	57.0	3.4	68.8	91.6	23.5	4.2	28.7	72.4	86.1	0.0	96.5	97.4
	70岁及以上	70.4	0.0	29.2	95.1	10.7	0.0	0.0	60.0	95.1	0.0	80.0	98.0
女性	小计	49.0	3.8	43.1	92.8	19.6	4.5	18.1	81.4	84.8	0.0	87.4	95.4
	40~49岁	48.1	2.1	37.2	94.3	16.8	2.3	16.2	84.2	87.3	0.0	79.6	96.0
	50~59岁	48.0	6.2	40.1	92.1	21.8	7.9	18.1	81.3	81.5	0.0	90.0	95.0
	60~69岁	50.6	2.7	53.5	90.3	22.5	3.2	25.6	77.8	82.9	0.0	88.4	93.9
	70岁及以上	56.7	0.0	64.0	100.0	3.9	0.0	0.0	100.0	100.0	—	100.0	100.0

(2)家庭取暖生物燃料使用比例。

调查居民家庭取暖生物燃料使用比例为1.2%,男性1.0%,女性1.5%；40～49岁1.3%,50～59岁1.3%,60～69岁1.1%,70岁及以上1.0%；城市1.1%,农村1.3%；永宁县0.1%,利通区0.3%,同心县3.1%(表2-17)。

表2-17　调查居民家庭取暖生物燃料使用比例

单位:%

类别		合计				城市				农村			
		合计	永宁县	利通区	同心县	合计	永宁县	利通区	同心县	合计	永宁县	利通区	同心县
合计	小计	1.2	0.1	0.3	3.1	1.1	0.0	0.0	9.0	1.3	0.7	0.8	1.7
	40~49岁	1.3	0.4	0.0	3.7	0.5	0.0	0.0	4.8	2.3	2.4	0.0	3.5
	50~59岁	1.3	0.0	0.0	3.8	1.9	0.0	0.0	14.8	0.6	0.0	0.0	1.1

续表

类别		合计				城市				农村			
		合计	永宁县	利通区	同心县	合计	永宁县	利通区	同心县	合计	永宁县	利通区	同心县
合计	60~69岁	1.1	0.0	1.2	1.8	1.0	0.0	0.0	6.4	1.2	0.0	2.3	0.5
	70岁及以上	1.0	0.0	0.0	2.0	0.0	0.0	0.0	0.0	1.6	0.0	0.0	2.1
男性	小计	1.0	0.2	0.3	2.2	0.9	0.0	0.0	5.8	1.1	1.1	0.6	1.4
	40~49岁	1.0	0.7	0.0	2.4	0.0	0.0	0.0	0.0	2.1	2.9	0.0	3.1
	50~59岁	0.7	0.0	0.0	2.1	1.5	0.0	0.0	10.3	0.0	0.0	0.0	0.0
	60~69岁	1.1	0.0	0.9	2.2	1.1	0.0	0.0	6.9	1.0	0.0	1.5	0.8
	70岁及以上	1.6	0.0	0.0	2.4	0.0	0.0	0.0	0.0	2.3	0.0	0.0	2.6
女性	小计	1.5	0.0	0.3	4.1	1.4	0.0	0.0	12.9	1.6	0.0	0.9	2.2
	40~49岁	1.6	0.0	0.0	4.7	0.9	0.0	0.0	10.5	2.4	0.0	0.0	3.8
	50~59岁	1.7	0.0	0.0	5.5	2.2	0.0	0.0	18.8	1.2	0.0	0.0	2.1
	60~69岁	1.1	0.0	1.7	1.3	0.7	0.0	0.0	5.6	1.5	0.0	3.8	0.0
	70岁及以上	0.0	0.0	0.0	0.0	0.0	0.0	0.0	0.0	0.0	—	0.0	0.0

（3）家庭取暖煤/煤油使用比例。

调查居民家庭取暖煤/煤油使用比例为49.3%，男性51.0%，女性47.6%；40～49岁45.7%，50～59岁46.7%，60～69岁53.4%，70岁及以上64.3%；城市19.3%，农村81.0%；永宁县3.5%，利通区46.7%，同心县88.6%（表2-18）。

表2-18 调查居民家庭取暖煤/煤油使用比例

单位：%

类别		合计				城市				农村			
		合计	永宁县	利通区	同心县	合计	永宁县	利通区	同心县	合计	永宁县	利通区	同心县
合计	小计	49.3	3.5	46.7	88.6	19.3	4.2	19.1	71.2	81.0	0.0	84.1	92.7
	40~49岁	45.7	2.5	40.6	88.3	19.5	3.0	20.5	78.6	76.4	0.0	74.3	90.4
	50~59岁	46.7	5.0	40.9	87.0	18.6	6.2	15.7	68.9	79.1	0.0	82.6	91.6
	60~69岁	53.4	3.1	61.3	89.3	22.1	3.8	27.2	68.1	83.7	0.0	91.4	95.6
	70岁及以上	64.3	0.0	50.6	94.0	7.5	0.0	0.0	66.7	95.1	0.0	94.7	96.2
男性	小计	51.0	3.2	51.4	88.6	20.4	4.0	20.7	73.3	79.1	0.0	82.0	92.4
	40~49岁	44.6	2.8	45.8	86.6	24.2	3.7	28.4	82.6	66.7	0.0	68.2	87.8
	50~59岁	47.2	3.8	42.0	87.4	17.1	4.5	11.3	75.9	77.7	0.0	75.8	90.3
	60~69岁	55.9	3.4	67.9	89.4	22.4	4.2	28.7	65.5	85.0	0.0	94.9	96.6
	70岁及以上	68.8	0.0	29.2	92.7	10.7	0.0	0.0	60.0	92.8	0.0	80.0	95.4

续表

| 类别 | | 合计 | | | | 城市 | | | | 农村 | | | |
		合计	永宁县	利通区	同心县	合计	永宁县	利通区	同心县	合计	永宁县	利通区	同心县
女性	小计	47.6	3.8	42.8	88.6	18.2	4.5	18.1	68.6	83.2	0.0	86.4	93.2
	40~49岁	46.6	2.1	37.2	89.5	15.9	2.3	16.2	73.7	84.9	0.0	79.6	92.2
	50~59岁	46.3	6.2	40.1	86.6	19.7	7.9	18.1	62.5	80.4	0.0	90.0	92.9
	60~69岁	49.5	2.7	51.8	89.0	21.7	3.2	25.6	72.2	81.4	0.0	84.6	93.9
	70岁及以上	56.7	0.0	64.0	100.0	3.9	0.0	0.0	100.0	100.0	—	100.0	100.0

（四）个人及家族肺部疾病史

1.有效样本

儿童时期严重呼吸道感染的有效样本为1 800人，其中男性909人、女性891人；城市1 000人，农村800人；永宁县、利通区、同心县均为600人。

2.儿童时期严重呼吸道感染率

调查居民儿童时期严重呼吸道感染率为2.5%，男性3.0%，女性1.9%；40~49岁3.0%，50~59岁2.5%，60~69岁2.2%，70岁及以上0.7%；城市2.3%，农村2.7%；永宁县2.4%，利通区2.2%，同心县2.9%（表2-19）。

表2-19 调查居民儿童时期严重呼吸道感染率

单位：%

| 类别 | | 合计 | | | | 城市 | | | | 农村 | | | |
		合计	永宁县	利通区	同心县	合计	永宁县	利通区	同心县	合计	永宁县	利通区	同心县
合计	小计	2.5	2.4	2.2	2.9	2.3	2.9	0.8	5.1	2.7	0.0	4.0	2.4
	40~49岁	3.0	2.0	3.0	4.0	2.0	2.4	0.9	4.8	4.3	0.0	6.5	3.8
	50~59岁	2.5	2.2	3.0	2.3	2.3	2.7	0.8	6.6	2.9	0.0	6.8	1.2
	60~69岁	2.2	2.9	0.4	3.8	2.7	3.5	0.9	4.3	1.8	0.0	0.0	3.7
	70岁及以上	0.7	3.8	0.0	0.0	1.9	3.9	0.0	0.0	0.0	0.0	0.0	0.0
男性	小计	3.0	2.9	2.7	3.4	3.6	3.6	1.3	9.3	2.5	0.0	4.1	1.9
	40~49岁	4.6	3.7	4.6	5.5	4.6	4.9	2.7	8.7	4.6	0.0	7.1	4.5
	50~59岁	3.2	1.9	3.5	3.9	3.0	2.2	0.0	13.8	3.4	0.0	7.4	1.4
	60~69岁	2.3	3.6	0.7	2.9	4.0	4.6	1.8	6.9	0.8	0.0	0.0	1.7
	70岁及以上	0.0	0.0	0.0	0.0	0.0	0.0	0.0	0.0	0.0	0.0	0.0	0.0
女性	小计	1.9	1.8	1.8	2.4	1.1	2.1	0.5	0.0	3.0	0.0	4.0	2.9
	40~49岁	1.8	0.0	2.0	2.8	0.0	0.0	0.0	0.0	4.1	0.0	6.0	3.2
	50~59岁	2.0	2.5	2.7	0.7	1.7	3.2	1.2	0.0	2.4	0.0	6.1	0.9

续表

类别		合计				城市				农村			
		合计	永宁县	利通区	同心县	合计	永宁县	利通区	同心县	合计	永宁县	利通区	同心县
女性	60~69岁	2.1	1.7	0.0	5.2	0.9	2.0	0.0	0.0	3.5	0.0	0.0	6.8
	70岁及以上	1.8	7.0	0.0	0.0	3.9	7.0	0.0	0.0	0.0	—	0.0	0.0

3.慢性呼吸系统疾病家族史暴露率

调查居民慢性呼吸系统疾病家族史暴露率为25.1%,男性26.7%,女性23.5%;40～49岁22.4%,50～59岁27.9%,60～69岁24.9%,70岁及以上22.2%;城市26.3%,农村23.9%;永宁县23.5%,利通区26.6%,同心县24.6%(表2-20)。

表2-20　调查居民慢性呼吸系统疾病家族史暴露率

单位:%

类别		合计				城市				农村			
		合计	永宁县	利通区	同心县	合计	永宁县	利通区	同心县	合计	永宁县	利通区	同心县
合计	小计	25.1	23.5	26.6	24.6	26.3	23.5	30.0	23.1	23.9	23.6	22.0	25.0
	40~49岁	22.4	18.9	21.4	26.6	19.5	18.8	22.4	9.5	25.8	19.0	19.6	30.4
	50~59岁	27.9	23.2	32.0	26.6	27.6	22.7	33.2	23.0	28.1	25.4	30.0	27.5
	60~69岁	24.9	30.4	26.3	18.3	32.4	31.4	34.7	29.8	17.7	26.1	18.9	14.9
	70岁及以上	22.2	12.1	18.0	28.0	26.7	12.4	32.6	66.7	19.7	0.0	5.3	24.8
男性	小计	26.7	23.3	29.8	26.5	26.7	22.4	32.2	26.7	26.8	27.0	27.4	26.4
	40~49岁	23.9	18.1	21.3	32.8	15.9	17.2	18.6	4.3	32.4	20.6	24.8	41.3
	50~59岁	30.5	25.7	38.8	26.0	29.3	21.9	39.6	27.6	31.7	47.8	37.9	25.6
	60~69岁	26.0	27.2	28.8	21.6	33.1	29.2	38.2	34.5	19.8	19.4	22.3	17.7
	70岁及以上	22.9	8.3	16.9	27.4	28.9	8.8	26.6	80.0	20.5	0.0	0.0	23.0
女性	小计	23.5	23.8	24.0	22.5	26.0	24.7	28.5	18.6	20.4	18.6	15.9	23.4
	40~49岁	21.2	19.8	21.4	21.9	22.2	20.4	24.6	15.8	20.0	12.5	15.1	23.0
	50~59岁	25.6	20.8	27.3	27.1	26.4	23.6	29.9	18.8	24.7	11.1	21.5	29.3
	60~69岁	23.3	35.4	22.8	13.1	31.4	34.5	31.0	22.2	14.0	40.0	12.5	10.4
	70岁及以上	20.8	15.3	18.7	31.0	24.3	15.3	39.2	0.0	18.0	—	7.2	33.4

4.低体重率

调查居民低体重率为1.1%,男性1.3%,女性1.0%;40～49岁0.0%,50～59岁1.5%,60～69岁1.5%,70岁及以上2.4%;城市0.9%,农村1.3%;永宁县1.0%,利通区0.8%,同心县1.6%(表2-21)。

表2-21 调查居民低体重率

单位:%

类别		合计				城市				农村			
		合计	永宁县	利通区	同心县	合计	永宁县	利通区	同心县	合计	永宁县	利通区	同心县
合计	小计	1.1	1.0	0.8	1.6	0.9	0.8	0.8	1.9	1.3	2.0	0.8	1.5
	40~49岁	0.0	0.0	0.0	0.0	0.0	0.0	0.0	0.0	0.0	0.0	0.0	0.0
	50~59岁	1.5	2.0	1.1	1.7	1.2	1.3	1.0	1.6	1.9	5.1	1.3	1.7
	60~69岁	1.5	1.1	0.5	3.1	1.3	1.3	0.0	4.3	1.7	0.0	1.0	2.7
	70岁及以上	2.4	0.0	4.6	2.0	4.0	0.0	9.8	0.0	1.6	0.0	0.0	2.1
男性	小计	1.3	0.8	0.6	2.3	1.1	0.8	0.5	3.5	1.4	1.1	0.6	2.0
	40~49岁	0.0	0.0	0.0	0.0	0.0	0.0	0.0	0.0	0.0	0.0	0.0	0.0
	50~59岁	1.4	1.7	0.7	2.0	1.6	1.2	1.4	3.4	1.3	4.3	0.0	1.6
	60~69岁	2.0	0.8	0.9	4.3	1.6	1.1	0.0	6.9	2.3	0.0	1.5	3.6
	70岁及以上	1.6	0.0	0.0	2.4	0.0	0.0	0.0	0.0	2.3	0.0	0.0	2.6
女性	小计	1.0	1.3	1.0	0.8	0.8	0.9	0.0	0.0	1.2	3.4	0.9	1.0
	40~49岁	0.0	0.0	0.0	0.0	0.0	0.0	0.0	0.0	0.0	0.0	0.0	0.0
	50~59岁	1.6	2.2	1.3	1.4	0.8	1.3	0.7	0.0	2.5	5.6	2.7	1.8
	60~69岁	0.7	1.4	0.0	1.1	0.7	1.7	0.0	0.0	0.7	0.0	0.0	1.4
	70岁及以上	3.8	0.0	7.5	0.0	8.4	0.0	20.8	0.0	0.0	—	0.0	0.0

四、慢阻肺疾病知晓与诊治情况

(一)慢阻肺知晓情况

1.有效样本

慢阻肺相关知识知晓的有效样本为1 800人,其中男性909人、女性891人;城市1 000人,农村800人。永宁县、利通区、同心县均为600人。

2.慢阻肺患者患病知晓率

调查慢阻肺患者患病知晓率为2.0%,男性1.2%,女性4.1%;40～49岁0.0%,50～59岁3.5%,60～69岁1.0%,70岁及以上3.4%;城市1.9%,农村2.0%;永宁县0.0%,利通区4.3%,同心县0.0%(表2-22)。

表2-22　调查慢阻肺患者患病知晓率

单位:%

类别		合计				城市				农村			
		合计	永宁县	利通区	同心县	合计	永宁县	利通区	同心县	合计	永宁县	利通区	同心县
合计	小计	2.0	0.0	4.3	0.0	1.9	0.0	4.1	0.0	2.0	0.0	4.4	0.0
	40~49岁	0.0	0.0	0.0	0.0	0.0	0.0	0.0	—	0.0	0.0	0.0	0.0
	50~59岁	3.5	0.0	6.1	0.0	0.0	0.0	0.0	—	6.7	0.0	13.1	0.0
	60~69岁	1.0	0.0	2.2	0.0	2.2	0.0	5.7	0.0	0.0	0.0	0.0	0.0
	70岁及以上	3.4	0.0	13.1	0.0	11.8	0.0	51.9	0.0	0.0	—	0.0	0.0
男性	小计	1.2	0.0	2.8	0.0	2.7	0.0	5.8	0.0	0.0	0.0	0.0	0.0
	40~49岁	0.0	0.0	0.0	0.0	0.0	0.0	0.0	—	0.0	0.0	0.0	0.0
	50~59岁	0.0	0.0	0.0	0.0	0.0	0.0	0.0	—	0.0	0.0	0.0	0.0
	60~69岁	1.4	0.0	3.0	0.0	3.6	0.0	7.7	0.0	0.0	0.0	0.0	0.0
	70岁及以上	4.0	0.0	28.9	0.0	13.2	0.0	100.0	0.0	0.0	—	0.0	0.0
女性	小计	4.1	0.0	7.0	0.0	0.0	0.0	0.0	0.0	7.7	0.0	11.6	0.0
	40~49岁	0.0	0.0	0.0	0.0	0.0	0.0	0.0	—	—	—	—	—
	50~59岁	12.8	0.0	15.0	0.0	0.0	0.0	0.0	—	19.7	—	23.3	0.0
	60~69岁	0.0	0.0	0.0	0.0	0.0	0.0	0.0	0.0	0.0	0.0	0.0	0.0
	70岁及以上	0.0	—	0.0	0.0	0.0	—	0.0	0.0	0.0	0.0	0.0	—

3.慢阻肺疾病名称知晓率

调查居民慢阻肺疾病名称知晓率为17.5%,男性17.6%,女性17.4%;40~49岁16.7%,50~59岁15.4%,60~69岁21.0%,70岁及以上18.3%;城市19.6%,农村15.2%;永宁县24.0%,利通区17.6%,同心县12.2%(表2-23)。

表2-23　调查居民慢阻肺疾病名称知晓率

单位:%

类别		合计				城市				农村			
		合计	永宁县	利通区	同心县	合计	永宁县	利通区	同心县	合计	永宁县	利通区	同心县
合计	小计	17.5	24.0	17.6	12.2	19.6	24.8	17.2	10.3	15.2	20.3	18.0	12.7
	40~49岁	16.7	25.4	16.4	9.9	20.6	25.2	18.9	9.5	12.3	26.2	12.2	10.0
	50~59岁	15.4	18.5	16.4	11.8	15.7	20.0	13.6	9.8	15.1	11.9	21.0	12.3
	60~69岁	21.0	30.2	18.5	15.9	23.5	31.1	19.6	8.5	18.7	26.1	17.5	18.1
	70岁及以上	18.3	21.3	28.8	11.0	25.5	21.9	27.7	33.3	14.3	0.0	29.8	9.2
男性	小计	17.6	22.4	16.5	14.8	19.1	23.8	17.0	9.3	16.2	16.9	16.0	16.2
	40~49岁	17.7	22.9	17.4	12.7	21.9	22.7	24.0	13.0	13.2	23.5	8.9	12.6

续表

类别		合计				城市				农村			
		合计	永宁县	利通区	同心县	合计	永宁县	利通区	同心县	合计	永宁县	利通区	同心县
男性	50~59岁	16.5	17.7	14.9	17.2	13.2	20.7	5.8	6.9	19.8	0.0	24.8	19.7
	60~69岁	19.6	28.3	16.2	15.8	24.0	29.7	23.7	6.9	15.8	22.6	11.1	18.5
	70岁及以上	13.7	9.9	26.0	11.0	15.3	10.6	18.0	20.0	13.0	0.0	40.0	10.2
	小计	17.4	25.9	18.4	9.2	20.1	26.0	17.4	11.4	14.1	25.4	20.4	8.7
女性	40~49岁	16.0	28.3	15.8	7.7	19.6	27.6	16.2	5.3	11.5	37.5	15.1	8.2
	50~59岁	14.5	19.3	17.4	6.7	17.6	19.3	17.7	12.5	10.5	19.4	16.8	5.2
	60~69岁	23.2	33.2	21.7	15.9	22.7	33.2	15.2	11.1	23.7	33.3	29.8	17.3
	70岁及以上	25.9	30.9	30.6	11.1	36.6	30.9	38.5	100.0	17.1	—	26.1	4.3

（二）肺功能检查情况

1.有效样本

肺功能检查部分的有效样本为1 800人，其中男性909人、女性891人；城市1 000人，农村800人。永宁县、利通区、同心县均为600人。

2.慢阻肺患者肺功能检查率

调查慢阻肺患者肺功能检查率为13.5%，男性12.7%，女性15.6%；40~49岁13.3%，50~59岁9.7%，60~69岁18.4%，70岁及以上6.5%；城市19.9%，农村8.3%；永宁县25.5%，利通区10.3%，同心县8.4%（表2-24）。

表2-24　调查慢阻肺患者肺功能检查率

单位:%

类别		合计				城市				农村			
		合计	永宁县	利通区	同心县	合计	永宁县	利通区	同心县	合计	永宁县	利通区	同心县
合计	小计	13.5	25.5	10.3	8.4	19.9	29.9	11.4	18.2	8.3	11.1	9.4	6.4
	40~49岁	13.3	24.8	6.9	0.0	21.5	29.0	12.8	—	0.0	0.0	0.0	0.0
	50~59岁	9.7	24.6	6.1	5.3	10.3	28.9	0.0	—	9.1	0.0	13.1	5.3
	60~69岁	18.4	28.6	14.9	14.9	26.6	36.1	21.0	20.0	12.4	15.4	11.1	12.6
	70岁及以上	6.5	15.8	13.1	0.0	22.3	15.8	51.9	0.0	0.0	—	0.0	0.0
男性	小计	12.7	30.1	7.5	6.1	22.7	34.4	10.6	28.6	4.8	15.4	4.6	2.9
	40~49岁	11.8	30.5	0.0	0.0	22.2	37.1	0.0	—	0.0	0.0	0.0	0.0
	50~59岁	8.5	26.2	0.0	6.1	12.9	31.2	0.0	—	3.4	0.0	0.0	6.1
	60~69岁	18.3	39.6	13.6	11.5	32.5	50.1	20.8	33.3	9.1	25.0	8.8	3.4
	70岁及以上	7.6	15.8	28.9	0.0	25.0	15.8	100.0	0.0	0.0	—	0.0	0.0

续表

类别		合计			城市				农村			
		合计	永宁县	利通区	同心县	合计	永宁县	利通区	同心县	合计	永宁县	利通区	同心县
女性	小计	15.6	12.8	15.8	18.8	13.0	16.9	13.3	0.0	18.0	0.0	17.4	28.4
	40~49岁	19.8	0.0	32.5	—	19.8	0.0	32.5	—	—	—	—	—
	50~59岁	12.8	0.0	15.0	0.0	0.0	0.0	0.0	—	19.7	—	23.3	0.0
	60~69岁	18.7	15.8	18.5	22.7	17.1	22.6	21.5	0.0	20.3	0.0	16.7	38.4
	70岁及以上	0.0	—	0.0	—	0.0	—	0.0	—	0.0	—	0.0	—

3.居民肺功能检查率

调查居民肺功能检查率为9.9%,男性11.9%,女性7.8%;40～49岁8.8%,50～59岁7.8%,60～69岁13.7%,70岁及以上11.0%;城市12.6%,农村7.0%;永宁县16.2%,利通区8.7%,同心县6.2%(表2-25)。

表2-25　调查居民肺功能检查率

单位:%

类别		合计			城市				农村			
		合计	永宁县	利通区	同心县	合计	永宁县	利通区	同心县	合计	永宁县	利通区	同心县
合计	小计	9.9	16.2	8.7	6.2	12.6	17.3	9.0	9.0	7.0	10.8	8.3	5.6
	40~49岁	8.8	18.7	7.7	1.8	12.7	21.9	7.4	0.0	4.2	2.4	8.1	2.2
	50~59岁	7.8	10.9	5.7	8.0	9.1	9.9	7.4	13.1	6.3	15.3	2.9	6.7
	60~69岁	13.7	19.9	13.7	8.1	17.2	21.9	14.6	8.5	10.3	10.9	12.8	8.0
	70岁及以上	11.0	19.4	11.9	7.6	15.8	17.1	9.5	33.3	8.4	100.0	14.0	5.4
男性	小计	11.9	18.7	11.8	6.7	15.8	19.6	13.5	9.3	8.4	14.6	10.1	6.1
	40~49岁	12.7	20.4	14.9	2.3	17.3	26.1	12.8	0.0	7.8	2.9	17.6	3.0
	50~59岁	8.0	13.9	4.9	6.3	10.2	11.8	9.5	6.9	5.7	26.1	0.0	6.2
	60~69岁	15.9	21.5	16.9	9.5	20.4	22.8	19.9	13.8	11.9	16.1	14.9	8.3
	70岁及以上	10.4	24.0	5.9	9.1	18.8	19.0	9.3	40.0	6.9	100.0	0.0	6.5
女性	小计	7.8	13.3	6.2	5.6	9.8	14.7	6.2	8.6	5.4	5.1	6.2	4.9
	40~49岁	5.6	16.8	3.0	1.3	9.2	18.0	4.5	0.0	1.0	0.0	0.0	1.5
	50~59岁	7.7	8.1	6.2	9.5	8.4	8.1	6.3	18.8	7.0	8.3	6.1	7.1
	60~69岁	10.4	17.4	9.0	5.9	13.1	20.6	9.1	0.0	7.4	—	9.0	7.6
	70岁及以上	12.0	15.6	15.6	—	12.6	15.6	9.6	0.0	11.6	—	19.0	0.0

五、慢性呼吸道症状

(一)慢性呼吸道症状有效样本

慢性呼吸道症状的有效样本为 1 800 人,其中男性 909 人、女性 891 人;城市 1 000 人,农村 800 人。永宁县、利通区、同心县均为 600 人。

(二)慢性咳嗽流行率

调查居民慢性咳嗽流行率为 3.5%,男性 4.4%,女性 2.5%;40 ~ 49 岁 1.2%,50 ~ 59 岁 4.1%,60 ~ 69 岁 4.3%,70 岁及以上 7.3%;城市 2.8%,农村 4.2%;永宁县 1.9%,利通区 2.7%, 同心县 5.7%(表 2-26)。

表 2-26 调查居民慢性咳嗽流行率

单位:%

类别		合计				城市				农村			
		合计	永宁县	利通区	同心县	合计	永宁县	利通区	同心县	合计	永宁县	利通区	同心县
合计	小计	3.5	1.9	2.7	5.7	2.8	1.7	2.1	9.0	4.2	2.7	3.4	4.9
	40~49岁	1.2	0.4	0.6	2.5	0.8	0.0	0.0	7.1	1.6	2.4	1.6	1.5
	50~59岁	4.1	1.7	4.8	5.1	2.8	1.0	4.3	3.3	5.5	5.1	5.5	5.6
	60~69岁	4.3	2.8	1.0	9.6	4.1	3.5	0.7	14.9	4.4	0.0	1.3	8.0
	70岁及以上	7.3	7.4	7.9	6.9	9.4	7.6	4.9	33.3	6.2	0.0	10.6	4.7
男性	小计	4.4	2.9	3.4	6.6	3.8	2.5	1.7	12.8	5.1	4.5	5.1	5.1
	40~49岁	1.7	0.7	1.5	2.8	1.2	0.0	0.0	8.7	2.2	2.9	3.5	1.1
	50~59岁	5.5	3.6	6.8	5.9	3.1	1.9	3.3	6.9	8.0	13.0	10.6	5.6
	60~69岁	5.0	3.7	1.2	10.5	5.1	4.7	0.0	17.2	4.8	0.0	2.0	8.5
	70岁及以上	6.7	7.9	5.9	6.7	14.4	8.4	9.3	40.0	3.5	0.0	0.0	3.9
女性	小计	2.5	0.7	2.1	4.6	2.0	0.8	2.4	4.3	3.1	0.0	1.4	4.6
	40~49岁	0.7	0.0	0.0	2.3	0.5	0.0	0.0	5.3	1.1	0.0	0.0	1.8
	50~59岁	2.8	0.0	3.4	4.4	2.6	0.0	4.9	0.0	3.1	0.0	0.0	5.5
	60~69岁	3.3	1.4	0.8	8.1	2.8	1.7	1.5	11.1	3.7	0.0	0.0	7.2
	70岁及以上	8.3	7.0	9.2	7.9	3.9	7.0	0.0	0.0	12.0	—	14.4	8.5

(三)慢性咳痰流行率

调查居民慢性咳痰流行率为 7.3%,男性 9.6%,女性 5.0%;40 ~ 49 岁 3.5%,50 ~ 59 岁 6.4%,60 ~ 69 岁 11.4%,70 岁及以上 12.8%;城市 5.8%,农村 8.8%;永宁县 4.6%,利通区 8.2%,同心县 8.4%(表 2-27)。

表2-27 调查居民慢性咳痰流行率

单位:%

类别		合计				城市				农村			
		合计	永宁县	利通区	同心县	合计	永宁县	利通区	同心县	合计	永宁县	利通区	同心县
合计	小计	7.3	4.6	8.2	8.4	5.8	4.9	5.6	9.6	8.8	2.7	11.8	8.1
	40~49岁	3.5	3.1	2.7	5.0	2.2	2.3	1.4	4.8	5.2	7.1	4.9	5.0
	50~59岁	6.4	2.8	9.0	6.0	4.9	3.5	5.6	6.6	8.1	0.0	14.5	5.9
	60~69岁	11.4	7.4	13.1	13.1	10.1	8.6	10.3	14.9	12.7	2.2	15.5	12.6
	70岁及以上	12.8	11.0	10.3	14.9	14.9	11.4	14.0	33.3	11.7	0.0	7.0	13.4
男性	小计	9.6	6.1	11.6	10.4	7.8	6.5	7.6	12.8	11.2	4.5	15.6	9.8
	40~49岁	6.3	4.6	6.1	8.4	3.8	3.3	2.7	8.7	9.1	8.8	10.6	8.3
	50~59岁	6.5	3.1	9.1	6.7	5.0	3.7	6.0	6.9	8.1	0.0	12.5	6.7
	60~69岁	14.3	9.5	19.1	13.2	13.3	11.1	14.6	17.2	15.3	3.2	22.2	11.9
	70岁及以上	14.3	15.8	5.9	16.4	17.9	16.8	9.3	40.0	12.9	0.0	0.0	14.4
女性	小计	5.0	2.8	5.4	6.0	4.0	3.3	4.3	5.7	6.1	0.0	7.5	6.1
	40~49岁	1.3	1.3	0.5	2.3	0.9	1.4	0.7	0.0	1.7	0.0	0.0	2.7
	50~59岁	6.2	2.6	8.9	5.4	4.8	3.3	5.4	6.2	8.0	0.0	16.8	5.2
	60~69岁	7.0	4.1	4.4	13.0	6.0	4.8	5.6	11.1	8.2	0.0	2.9	13.6
	70岁及以上	10.2	7.0	13.0	7.9	11.7	7.0	19.2	0.0	9.1	—	9.5	8.5

(四)呼吸困难流行率

调查居民呼吸困难流行率为7.2%,男性6.4%,女性8.0%;40~49岁2.9%,50~59岁7.0%,60~69岁10.6%,70岁及以上14.6%;城市5.9%,农村8.6%;永宁县2.5%,利通区5.3%,同心县13.1%(表2-28)。

表2-28 调查居民呼吸困难流行率

单位:%

类别		合计				城市				农村			
		合计	永宁县	利通区	同心县	合计	永宁县	利通区	同心县	合计	永宁县	利通区	同心县
合计	小计	7.2	2.5	5.3	13.1	5.9	2.7	5.4	18.6	8.6	1.4	5.3	11.8
	40~49岁	2.9	0.0	0.3	8.5	1.8	0.0	0.5	14.3	4.2	0.0	0.0	7.2
	50~59岁	7.0	1.6	5.7	12.8	6.6	1.9	6.7	21.3	7.4	0.0	4.2	10.6
	60~69岁	10.6	6.0	9.4	16.2	8.9	6.3	9.9	14.9	12.2	4.3	8.9	16.6
	70岁及以上	14.6	3.6	11.9	19.9	11.2	3.7	9.5	50.0	16.4	0.0	14.0	17.4

类别		合计				城市				农村			
		合计	永宁县	利通区	同心县	合计	永宁县	利通区	同心县	合计	永宁县	利通区	同心县
男性	小计	6.4	2.3	4.1	11.9	5.1	2.6	3.3	17.4	7.6	1.1	4.9	10.5
	40~49岁	3.5	0.0	0.0	11.1	3.0	0.0	0.0	21.7	4.0	0.0	0.0	8.0
	50~59岁	3.8	0.0	2.4	8.2	1.9	0.0	1.1	10.3	5.7	0.0	3.8	7.7
	60~69岁	9.2	6.3	8.8	12.4	9.2	7.1	8.5	17.2	9.3	3.2	9.1	10.9
	70岁及以上	15.9	7.9	5.9	20.2	14.4	8.4	9.3	40.0	16.5	0.0	0.0	18.6
女性	小计	8.0	2.6	6.4	14.6	6.6	2.7	6.8	20.0	9.7	1.7	5.6	13.3
	40~49岁	2.4	0.0	0.5	6.5	0.8	0.0	0.7	5.3	4.3	0.0	0.0	6.7
	50~59岁	9.7	3.1	8.1	17.1	10.1	3.9	9.6	31.3	9.1	0.0	4.7	13.4
	60~69岁	12.6	5.5	10.1	22.3	8.6	5.3	11.3	11.1	17.2	6.7	8.7	25.5
	70岁及以上	12.3	0.0	15.6	18.3	7.8	0.0	9.6	100.0	16.1	—	19.0	12.0

第三部分 主要发现和建议

一、主要发现

(一)40岁及以上居民慢阻肺患病率处于较高水平

调查居民慢阻肺患病率(10.5%)低于2014—2015年宁夏[①]慢阻肺患病率(11.7%)和全国[②]慢阻肺患病率(13.6%),男性慢阻肺患病率约为女性的2.7倍(男性15.2%、女性5.7%);慢阻肺患病率随着年龄的增长呈上升趋势,近20%的老年人患有慢阻肺(60～69岁18.0%、70岁及以上21.9%);农村居民慢阻肺患病率高于城市居民;利通区监测点居民慢阻肺患病率高于其他两个监测点。

慢阻肺患者气流受限严重程度主要为轻度。女性患者气流受限严重程度中度及以上比例(32.7%)高于男性患者(25.8%);60～69岁患者中度比例高于其他年龄组,70岁及以上患者重度比例高于其他年龄组;城市慢阻肺患者重度比例(2.3%)高于农村(1.2%),但农村慢阻肺患者中度比例(29.4%)高于城市(22.7%)。

(二)慢阻肺环境相关危险因素普遍流行

1.40岁及以上男性烟草烟雾暴露依然严重

调查居民吸烟率为28.2%,低于2014—2015年宁夏平均水平(30.9%)和全国平均水平(40.0%)。居民现在吸烟率为18.8%,低于2014—2015年宁夏平均水平(19.4%)和全国平均水平(31.0%)。其中,男性吸烟率(55.7%)与男性现在吸烟率(37.1%)均低于2014—2015年全国平均水平(74.1%、57.6%)。本次调查居民吸烟率与5年前相比虽然有所下降,但仍有超过一半的男性为吸烟者,且超过1/3的男性现在依然吸烟,烟草烟雾暴露情况严重。

2.居民职业粉尘和(或)有害气体暴露明显

调查居民职业粉尘和(或)有害气体暴露率为42.0%,低于2014—2015年宁夏平均水平(56.3%)和全国平均水平(46.3%)。男性职业粉尘和(或)有害气体暴露率(49.9%)高于女

①本部分2014—2015年宁夏的数据来自宁夏回族自治区疾病预防控制中心发布的《2015年宁夏慢性阻塞性肺疾病监测报告》。
②中国疾病预防控制中心慢性非传染性疾病预防控制中心.中国居民慢性阻塞性肺疾病监测报告(2014—2015)[M].北京:人民卫生出版社,2018.

性(34.0%);40~49岁居民暴露率高于其他年龄组居民;城市居民与农村居民暴露率持平。

3.居民家庭污染燃料使用造成的室内空气污染问题仍需关注

调查居民家庭室内污染燃料使用比例为52.5%,70岁及以上居民使用比例高于其他年龄组,农村居民使用比例(84.4%)高于城市居民(22.2%)。其中,家庭烹饪污染燃料使用比例为28.4%,低于2014—2015年宁夏平均水平(62.1%)和全国平均水平(48.8%)。家庭烹饪生物燃料使用比例(28.4%)低于2014—2015年全国平均水平(38.5%),煤/煤油使用比例(24.1%)高于2014—2015年全国平均水平(16.2%)。

家庭取暖污染燃料使用比例为50.5%,低于2014—2015年宁夏平均水平(73.9%),高于2014—2015年全国平均水平(36.3%)。家庭取暖生物燃料使用比例(1.2%)低于2014—2015年全国平均水平(9.6%),煤/煤油使用比例(49.3%)高于2014—2015年全国平均水平(9.6%)。

(三)慢阻肺疾病知晓与诊治情况不容乐观

1.居民慢阻肺疾病名称知晓率低,患病知晓率低

调查慢阻肺患者患病知晓率为2.0%,高于2014—2015年宁夏平均水平(1.3%)和全国平均水平(0.9%)。男性患病知晓率(1.2%)低于女性(4.1%),城市与农村患病知晓率相差不大。

调查居民慢阻肺疾病名称知晓率不足1/5,但高于2014—2015年宁夏平均水平(8.6%)和全国平均水平(9.2%),男性和女性相差不大,城市居民知晓率(19.6%)高于农村居民(15.2%)。

2.40岁及以上居民肺功能检查率低,患者肺功能检查率低

调查慢阻肺患者肺功能检查率为13.5%,高于2014—2015年宁夏平均水平(6.8%)和全国平均水平(5.9%)。城市患者肺功能检查率(19.9%)明显高于农村患者(8.3%)。

调查居民肺功能检查率为9.9%,虽高于2014—2015年全国平均水平(4.5%),但与《中国防治慢性病中长期规划(2017—2025年)》中对2020年的建议指标(40岁以上居民肺功能检查率达到15%)相比,差距甚远。男性肺功能检查率(11.9%)高于女性(7.8%),城市居民肺功能检查率(12.6%)高于农村居民(7.0%)。

(四)慢性呼吸道症状流行率略高

调查居民慢性咳嗽流行率为3.5%,略低于2014—2015年全国平均水平[1](3.75%);慢性咳痰流行率、呼吸困难流行率分别为7.3%、7.2%,均高于2014—2015年全国平均水平(5.83%、2.45%)。慢性咳嗽、慢性咳痰、呼吸困难流行率均随着年龄的增长而升高,且均为农村居民高于

[1] 姜潇,丛舒,杨淼,等.中国居民慢性呼吸道症状流行情况及其影响因素分析[J].中华流行病学杂志,2022,43(3):315-323.

城市居民。其中,慢性咳嗽、慢性咳痰流行率男性高于女性,呼吸困难流行率女性高于男性。

二、工作建议

(一)将慢阻肺防控作为《健康宁夏行动(2019—2030 年)》中落实慢性呼吸系统疾病防治行动的重点抓手,出台并有效推动慢阻肺相关防控措施的落实

各级部门要加大对慢阻肺防控的重视程度,以《"健康宁夏 2030"发展规划》《健康宁夏行动(2019—2030 年)》《宁夏回族自治区防治慢性病中长期规划(2017 年—2025 年)》为依据,以慢性呼吸系统疾病防治行动为抓手,以提高 40 岁及以上人群慢阻肺知晓率和肺功能检查率、降低 70 岁及以下人群慢性呼吸系统疾病死亡率为目标,结合自治区政府重大专项、中央转移支付项目等,加强政策保障,做好宁夏慢阻肺预防、诊疗、康复及干预一体化的防控,将慢阻肺的诊疗关口前移,有效落实慢阻肺高危人群的筛查,做到早发现、早诊断、早治疗,有效推动慢阻肺防控行动相关政策措施落地。

(二)建立健全政府主导、多部门合作、全社会广泛参与的慢阻肺防控工作机制

切实发挥政府主导作用,推动慢阻肺防治融入各项政策,将防控工作纳入政府绩效考核目标内容,加大慢阻肺防控力度。细化落实各部门职责,联合开展控烟、空气质量监测、职业暴露防护、患者救助帮扶、健康宣教、患者康复、关怀与心理支持等。呼吁个人要有做自己健康的第一责任人的意识,倡导健康生活方式,健康呼吸,健康生活,提高生命质量。

(三)提升基层医疗卫生机构慢阻肺防治工作水平,实现慢阻肺"促、防、诊、控、治、康"全方位照护

一是加强基层医疗卫生服务机构肺功能仪操作能力培训,提升基层肺功能检查能力。二是将慢阻肺高危人群筛查干预管理纳入基本公共卫生服务项目,促进慢阻肺防控工作在基层的开展,有效提高 40 岁及以上人群慢阻肺知晓率和肺功能检查率。三是设立"康复小屋",对慢阻肺患者开展呼吸康复训练,安排心理疏导,提升基层医疗机构对以慢阻肺为主的呼吸疾病的照护能力。

(四)加强慢阻肺防治健康教育、健康促进,提高居民慢阻肺知晓率和肺功能检查率

通过群众喜闻乐见的宣传方式,利用"世界慢阻肺日""世界无烟日"等健康主题宣传日,借助新媒体平台,制作通俗易懂的视频、图文作品等,向群众传播慢阻肺疾病的概念、危险因素控制、症状管理等健康知识;借助"进机关、进企业、进社区、进老年大学、进养老院"等活动形式,开展科普讲座、义诊、有奖问答等活动,普及慢阻肺防治知识,提升居民慢阻肺防控意识。

宁夏回族自治区
疾病预防控制中心文件

宁疾控中心发〔2019〕232号

关于做好2019年宁夏居民慢性阻塞性肺疾病
监测现场调查工作的通知

银川市、吴忠市、永宁县、同心县疾病预防控制中心：

根据《中国疾病预防控制中心关于加强2019年中国居民慢性阻塞性肺疾病监测工作实施的通知》(中疾控慢社发〔2019〕48号)要求，2019年在我区永宁县、利通区和同心县3个监测点开展慢性阻塞性肺疾病监测工作，现将现场调查相关工作安排如下：

一、组织领导

为加强对监测工作的组织管理，自治区卫生健康委牵头组建自治区级项目工作组，请各监测点尽快组建项目工作组，确定工作组负责人、技术总负责人及各项监测内容负责人，并填写附件2。

二、培训准备

为保证监测工作质量，自治区疾控中心将于2019年7月底之前组织开展自治区级培训，各监测点疾控中心需在现场调查前开展县(区)级培训，培训人员要覆盖监测点参加本项目工作所有人员，并确保培训质量。

三、物资准备

各监测点严格按照国家提供的必须调查工具、设备仪器及耗材等物资的技术参数和服务需求,结合当地财政政策及时采购,保证调查工具、设备仪器及耗材的统一性。主要调查工具、设备仪器及耗材清单详见附件3。

四、伦理学要求

中国疾控中心慢病中心伦理审查委员会已对"中国居民慢性阻塞性肺疾病监测"项目进行了评审,该项目获得伦理审核批准。

五、现场组织实施

请各监测点按照《2019年宁夏居民慢性阻塞性肺疾病监测实施方案》(详见附件1)要求,认真开展各阶段抽样,加强宣传动员,认真组织实施现场调查,严把各环节质量控制,开展监测督导与评估,强化人员和信息安全,保质保量、按时完成慢阻肺监测工作。

2019年12月底前完成全部现场调查工作,2020年3月底前完成全部监测数据和肺功能检查数据的上报任务。现场调查期间,各监测点卫生健康委(局)至少开展1次督导,及时掌握项目工作进度。自治区疾控中心组织自治区级和地市级有经验的技术骨干对各监测点进行督导和技术指导。

六、自治区项目工作组成员

(一)工作组组长

李　成　自治区卫生健康委疾控处处长

(二)技术总负责人

汤旭钢　自治区疾病预防控制中心党委书记

赵建华　自治区疾病预防控制中心副主任

(三)技术工作组成员

杨　艺　自治区疾病预防控制中心副所长

张银娥　自治区疾病预防控制中心科长

马　芳　自治区疾病预防控制中心副科长

李　媛　自治区疾病预防控制中心科员

靳雅男　自治区疾病预防控制中心科员

魏　嵘　自治区疾病预防控制中心科员

王晓莉　自治区疾病预防控制中心科员

（四）临床技术专家组

郑西卫　宁夏医科大学总医院主任医师

张旭华　宁夏医科大学总医院主任医师

李　芳　宁夏医科大学总医院主任医师

七、其他

请各监测点尽快落实有关工作，并填写监测点项目工作组人员名单（附件2），于2019年6月11日前报自治区疾控中心，电子版发送项目工作组邮箱；加盖公章的文件邮寄至以下地址。

地　　址：宁夏疾病预防控制中心　慢病监测科

邮　　编：750004

收件人：李媛　靳雅男

电　　话：0951-4082265

邮　　箱：nxcdcmbjck@163.com

附　　件：1.2019年宁夏居民慢性阻塞性肺疾病监测实施方案

2.2019年宁夏居民慢性阻塞性肺疾病监测点项目工作组人员名单表

3.调查工具技术参数与服务需求

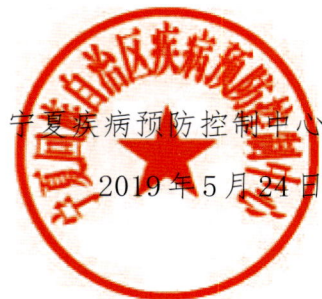

宁夏疾病预防控制中心

2019年5月24日

附录二　2019年宁夏居民慢性阻塞性肺疾病监测实施方案

一、背景

慢性阻塞性肺疾病（以下简称慢阻肺），是我国居民第三位死因疾病，患病水平高，造成的疾病负担沉重。2012—2015年，我国在10个省开展了成人肺部健康研究，结果显示20岁及以上人群的慢阻肺患病率已达8.6%，成人慢阻肺患者接近1亿，慢阻肺防控形势严峻。2014年宁夏居民慢阻肺监测结果显示，我区40岁及以上居民慢阻肺患病率为11.7%，男性17.7%，女性4.8%，并随年龄增长而增加。2017年，自治区政府办公厅印发《宁夏回族自治区防治慢性病中长期规划（2017年—2025年）》，提出了以慢阻肺为主的慢性呼吸系统疾病防控目标，为开展慢阻肺监测与综合防控提供了政策保障。

持续开展宁夏居民慢阻肺监测工作，全面、准确、动态地掌握慢阻肺及其相关危险因素在宁夏居民中的流行状态及变化趋势，对完善以慢阻肺为主的慢性呼吸系统疾病防控策略和措施、评估防控效果具有重要的作用。

2014年，我国首次将慢阻肺监测纳入中国居民慢性病与营养监测体系，作为中央财政转移支付地方重大公共卫生项目的一项重要内容，每五年开展一次。2019年，根据国家安排，宁夏将开展第二轮慢阻肺监测工作。

二、目标

（一）总目标

全面掌握宁夏40岁及以上居民慢阻肺及其相关危险因素的流行情况与变化趋势，为宁夏制定慢阻肺防控政策提供科学依据。

（二）具体目标

（1）掌握监测点不同性别、民族、城乡40岁及以上人群慢阻肺的患病率及其分布特点和变化趋势；

（2）掌握监测点不同性别、民族、城乡40岁及以上人群慢阻肺相关危险因素的分布特点和变化趋势；

（3）为宁夏制定慢阻肺预防控制策略和措施、评估相关卫生政策及防控项目的效果提供基础数据。

三、调查范围

（一）监测点

银川市永宁县，吴忠市利通区、同心县。

（二）调查对象及抽样方法

1.调查对象

（1）纳入标准：调查对象为调查前12个月在监测点地区居住6个月以上，且年龄大于或等于40岁的中国国籍居民。

（2）排除标准：有以下情况者不作为调查对象。

a.居住在功能区中的居民，如工棚、军队、学生宿舍、养老院等；

b.精神疾患或认知障碍（包括痴呆、理解能力障碍、听障等）患者；

c.新近发现和正在治疗的肿瘤患者；

d.高位截瘫患者；

e.妊娠期或哺乳期女性。

2.调查对象的确定与抽样方法

按照多阶段分层整群抽样的方法，在每个监测点随机抽取3个乡镇/街道，每个乡镇/街道随机抽取2个村/居委会，每个村/居委会随机抽取100户有40岁及以上居民的家庭户，每户随机抽取40岁及以上居民1名进行调查，平均每个监测点至少调查600人，宁夏计划调查人数为1 800人，各监测点调查户置换率应在10%以下。抽样方法见表1。

表1　2019年宁夏居民慢阻肺监测调查对象抽样过程

抽样阶段	样本分配	抽样方法
第一阶段	抽取3个乡镇/街道	与人口规模成比例的抽样（PPS）
第二阶段	抽取2个村/居委会	与人口规模成比例的抽样（PPS）
第三阶段	抽取1个村民/居民小组（至少150户）	整群随机抽样
第四阶段	抽取100个村民/居民户（含40岁及以上居民）	简单随机抽样
第五阶段	每个家庭随机抽取1人	KISH表法

四、调查内容与方法

（一）询问调查

询问调查内容包括家庭情况调查以及个人问卷调查。家庭情况调查内容包括家庭记录、家庭成员登记及相关联系记录，用于抽取调查对象。个人问卷调查内容包括人口统计学资料、慢阻肺知识知晓情况、个人与家族疾病史、呼吸道症状、生活质量评估测试评分（CAT）、呼吸道疾病病例管理、吸烟情况、居住环境、做饭与燃料、职业因素暴露等危险因素以及肺功能检查禁忌证等。询问调查由经过统一培训的调查员以面对面询问的方式完成。

（二）身体测量

身体测量内容包括身高、体重、腰围、臀围、血压和心率测量。

身高测量采用最大测量长度为2.0 m、精确度为0.1 cm的身高坐高计；双臂平伸长度测量采用最大测量长度为2.0 m、精确度为0.1 cm的软尺；体重测量采用最大称量为150 kg、精确度为0.1 kg的电子体重秤；腰围、臀围测量采用最大测量长度为1.5 m、精确度为0.1 cm的腰围臀围尺；血压和心率测量采用电子血压计，血压精确度为1 mmHg。

（三）肺功能检查

本次监测中的所有调查对象均要接受肺功能检查，以评估调查对象肺功能情况以及是否存在持续性气道阻塞。肺功能检查采用便携式肺功能仪，由各监测点在调查现场组织完成，测量指标主要包括1秒用力呼气容积（FEV_1）、6秒用力呼气容积（FEV_6）和用力肺活量（FVC）等。调查对象首先完成基础肺功能测试，然后进行支气管舒张试验，吸入支气管扩张剂沙丁胺醇气雾剂400 μg，15 min后重复测定肺功能。对肺功能检查中存在气道阻塞的调查对象（FEV$_1$/FVC<70%）做胸部正位X线检查。

五、现场调查

（一）调查前准备

1.现场宣传和动员

各监测点根据当地实际情况,采取多种形式开展宣传动员工作,向居民介绍慢阻肺监测的意义和目的;依靠当地政府和基层组织的领导和支持,掌握情况,做好预约,争取调查对象的理解、支持和配合。

2.人员培训

自治区疾控中心按照国家项目培训方案并结合实际,组建专业师资队伍对各监测点参加调查工作的所有人员进行培训。师资队伍由经验丰富的自治区疾控中心专业人员、宁夏医科大学总医院呼吸系统疾病临床医生以及肺功能检查专家等专业人员组成。所有参加监测调查工作的人员均须经过培训并考核合格后方可参加调查,调查员应具备良好的电脑操作能力。

3.抽样准备

自治区疾控中心负责各监测点的抽样工作和质量控制。各监测点疾控中心应按照要求,收集辖区各阶段抽样所需信息,填写和上报第一至第四阶段的抽样信息至自治区疾控中心。待自治区疾控中心完成各阶段抽样并上报慢病中心审核及分配KISH表后,各监测点疾控中心完成家庭记录表以及第五阶段的抽样。

4.调查场所

慢阻肺监测采取入户调查和集中调查相结合的方式。家庭记录表和抽取调查对象需要通过入户调查完成。个人问卷、身体测量和肺功能检查需安排在乡镇级或以上医疗机构开展,调查场所应相对集中,包括登记区、询问调查区、身体测量区、血压测量区、肺功能检查区和等待区,其中询问调查区、身体测量区、血压测量区和肺功能检查区应在专门的房间进行,以避免互相干扰。

5.调查工具

各监测点应采用移动终端（PAD）作为调查工具,建立信息收集工作站,利用信息与网络技术进行现场调查。各监测点根据方案提供的调查工具、相关设备仪器及耗材的技术参数和服务需求进行招标采购,保证仪器及耗材的统一性。

6.编码与编码条

为保证慢阻肺监测所有调查对象信息的可识别性,自治区疾控中心按照统一编码原则对监测点、乡镇/街道、行政村/居委会、家庭和调查对象进行编码。调查对象的编码条由各监测点自行印制、采购。

(二)现场调查

1.现场工作流程

每个监测点应完成600人的个人问卷、身体测量、肺功能检查,肺功能异常者需完成胸部正位X线检查。完成全部调查内容的调查对象比例应在90%以上。监测工作现场实施分四步进行:

第一步,预约。入户调查家庭主要成员,抽取符合条件的调查对象,预约调查对象参加现场调查和检查,如调查对象暂时无法参加,则预约其他时间进行调查。

第二步,开展现场调查。首先登记并核对调查对象信息,确认抽样对象,签署知情同意书;然后进行个人问卷询问调查,测量身高或双臂长、体重、腰围、臀围、血压、心率;再进行肺功能检查,调查对象首先完成基础肺功能测试,然后进行支气管舒张试验,吸入支气管扩张剂沙丁胺醇气雾剂400 μg,在等待区休息15 min后,再重复测定肺功能,并对肺功能检查异常者安排胸部正位X线检查;完成上述所有问卷和检查并审核无误后结束现场调查。

第三步,现场调查数据审核与质量控制。监测点在现场调查当天完成个人问卷、身体测量、肺功能检查数据和报告以及X线检查(电子版)的审核与质量控制及信息上传;自治区疾控中心抽取部分调查对象进行问卷和身体测量质量控制;宁夏医科大学总医院项目专家对全部肺功能检查报告进行质量控制及质量评级,对胸部正位X线检查进行阅片和记录。

2.现场调查人员安排

监测点应按照现场调查任务配备慢阻肺监测各个环节所需要的工作人员,具体应包括协调管理、抽样、入户调查家庭信息并预约调查对象、现场登记核对、询问调查、身体测量、肺功能检查、数据管理及质量控制等相关人员,同时需安排胸部正位X线检查机构和人员。各监测点可根据本地区特点及工作进度安排等进行人员调整。自治区级安排专人进行培训、现场督导、问卷和身体测量质量控制、肺功能检查报告质量控制与质量评级、X线检查结果阅片等。

3.结果反馈

现场调查结束后30天内,以调查村/居委会为单位,将身体测量、肺功能检查以及胸部正位X线检查的结果反馈给调查对象。

六、数据收集与管理

(一)数据收集

各监测点应用国家项目统一的慢阻肺监测信息收集与管理平台,收集、审核并上传询问调查、身体测量和肺功能检查等数据。自治区疾控中心定期对所有监测点调查的数据进行质量控制,发现问题及时反馈。

监测点应以PAD作为询问调查工具,建立信息收集工作站,通过信息收集与管理平台——现场信息采集系统收集询问调查、身体测量和肺功能检查相关数据,于调查当日上传至慢阻肺监测信息收集与管理平台——质控与管理系统,并完成审核与质量控制;在肺功能检查当日,将肺功能仪检查数据与报告导出并上传至慢阻肺监测信息收集与管理平台——质控与管理系统,自治区级质量评估人员尽快对所有肺功能检查结果进行质量评级并反馈给监测点,及时对抽取的问卷进行质量控制,发现问题及时纠正;监测点还应定期将肺功能异常者的胸部正位X线检查电子信息上传至慢阻肺监测信息收集与管理平台——质控与管理系统,或将胶片送至自治区级质量评估人员,由自治区级专家阅片并记录结果。

(二)数据备份

各监测点每天应对收集的数据信息进行本地备份。

(三)数据反馈

自治区疾控中心根据国家项目组对慢阻肺监测数据处理情况及时反馈数据至各监测点。

七、质量控制

为保证调查数据的可靠性,应从以下几个环节做好质量控制工作。

(一)现场调查前期的质量控制

包括一系列监测技术方案的修订与完善、物资准备、人员培训、抽样、信息收集与管理平台的评估等环节的质量控制措施和指标。

（二）现场调查的质量控制

包括现场调查组织管理、询问调查、身体测量和肺功能检查等环节的质量控制措施和指标。

（三）现场调查结束后的质量控制

包括调查设备维护、数据上传、审核、备份、数据清理和分析等环节的质量控制措施和指标。

八、项目组织实施

（一）各级机构职责

自治区卫生健康委负责项目管理、协调和资金保障，协调宁夏医科大学总医院作为我区慢阻肺监测工作的技术支持单位，负责自治区级肺功能检查培训、现场技术指导、应急处置指导、质量控制等。自治区疾控中心负责抽样、人员培训、现场技术指导、督导与质量控制；负责指导监测点数据管理和备份，并及时上报慢阻肺监测项目国家技术组。

市、县（区）级卫生健康委（局）负责组织、协调、管理辖区监测工作。

各市级疾控中心负责开展辖区监测点慢阻肺监测工作的技术指导、质量控制等工作。以县（区）级疾控中心为主体的调查工作队负责组织开展本监测点各项调查工作，负责数据采集、审核、上报等；各监测点综合医院全程参与慢阻肺监测工作，指定呼吸系统疾病临床医生和肺功能检查技师参与肺功能检查和质量控制工作，并完成肺功能异常者的胸部X线检查、应急处置等工作。

（二）技术保障

为保证工作的顺利实施，自治区级和县（区）级设立慢阻肺监测项目技术专家组，负责技术咨询、指导和质量控制等工作。

（三）经费与物资

根据《自治区财政厅　自治区卫生健康委关于提前下达2019年重大公共卫生服务补助资金预算的通知》[宁财（社）指标〔2018〕874号]有关要求，安排宁夏居民慢阻肺监测项目经费通过中央转移支付方式用于支持自治区级和各监测点开展现场工作。

（四）项目督导与评估

各级卫生健康委（局）制订督导和评估方案并组织现场督导检查，对项目的管理、资金运转、实施情况、质量控制及效果进行督导和评估，发现问题及时协调解决，保证此项工作顺利、如期完成。

慢阻肺监测项目国家技术组将对我区第一个启动现场调查工作的监测点进行技术指导和质量控制，我区其他监测点应派人到现场观摩。项目国家技术组将对我区所有监测点的现场工作进行随机抽查和督导。自治区级慢阻肺监测项目工作组对我区所有监测点的现场工作进行督导和质量控制。

九、工作时间和进度安排

2019年5—6月，制订方案、数据管理与信息系统调试、自治区级培训。

2019年6—7月，现场调查工具、设备、耗材等物资准备，抽样准备。

2019年7—12月，现场调查、数据上传。

2020年1—3月，数据汇总、审核、上报，完成工作总结。

附录三　宁夏居民慢阻肺监测点名单

监测点名称	监测点行政代码	乡镇/街道名称	村/居委会名称
永宁县	640121	杨和镇	纳家户村委会
		杨和镇	永安中心村
		李俊镇	宁化村委会
		李俊镇	金塔村委会
		团结西路街道办事处	南环居委会
		团结西路街道办事处	阳光居委会
利通区	640302	金积镇	油粮桥村委会
		金积镇	田桥村委会
		胜利镇	朝阳居委会
		胜利镇	上桥居委会
		板桥乡	蔡桥村委会
		板桥乡	高家湖村委会
		河西镇	塘坊村委会
		河西镇	同德村委会
同心县	640324	下马关镇	陈儿庄村委会
		下马关镇	三山井村委会
		王团镇	前红村委会
		王团镇	沟南村委会

附录四　宁夏居民慢阻肺监测工作人员名单

宁夏疾病预防控制中心

赵建华　杨　艺　张银娥　马　芳　李　媛　靳雅男　魏　嵘　王晓莉　谢　帆
田　园

宁夏医科大学总医院

郑西卫　张旭华　李　芳

银川市永宁县

孙兴平　王　洪　施云涛　纳文华　吴海凤　董岸岸　张　晨　井艮飞　黄玉婵
马千里　王秀萍　沈　丽　唐　静　曾小明　从建宁　李永虎　耿　毅　肖　薇

吴忠市利通区

刘会旗　王会银　李志萍　柳　东　马晓明　韩玲燕　马　菊　薛佳宁　杨正军
石学明　王学东　朱　涛　王　宏　岳晓琴　马潇俊　宋　芬　张　玲　庄　凤
强丽媛　许民玲　吴晓帆　莫　甜　耿海燕　王莉荣　王　芳　王　锋　宋　佳
王琴琴

吴忠市同心县

杨　硕　黑耀月　吴学玲　江晓宁　杨亚娟　丁东东　马凤玉　马全旺　白维舟
王会娟　马金兰　张嘉蕾　杨　燕　王维平　李富荣　米金全　裴元俊　李文祥
买荣荣

附录五　调查现场工作照片

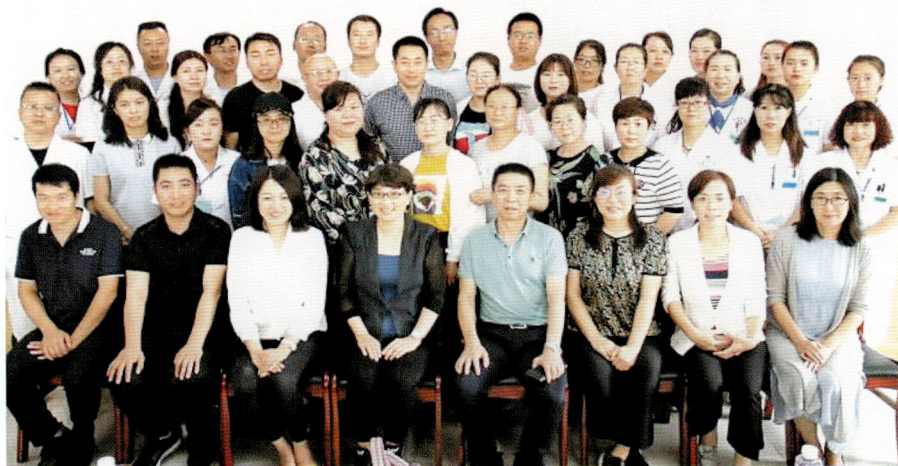

2019年8月，国家督导组在吴忠市举办宁夏慢阻肺监测现场调查培训及观摩会

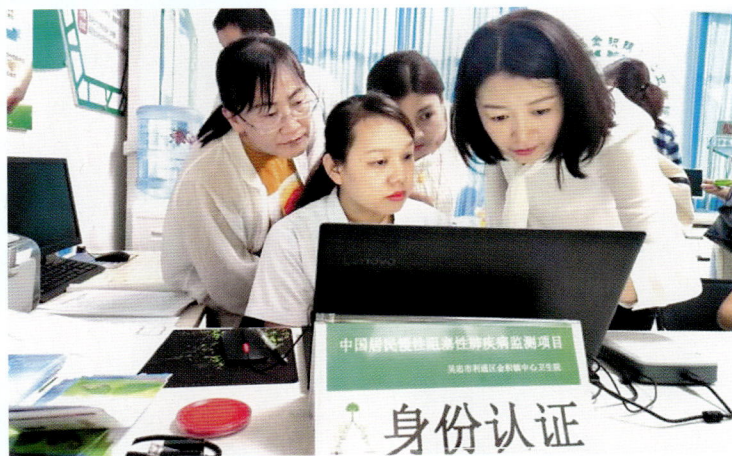

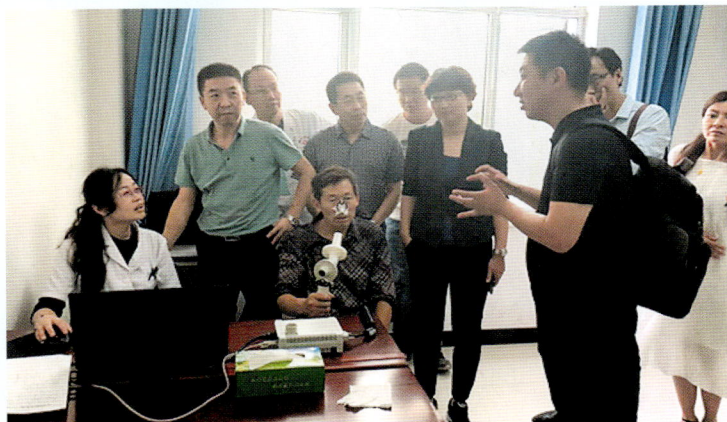

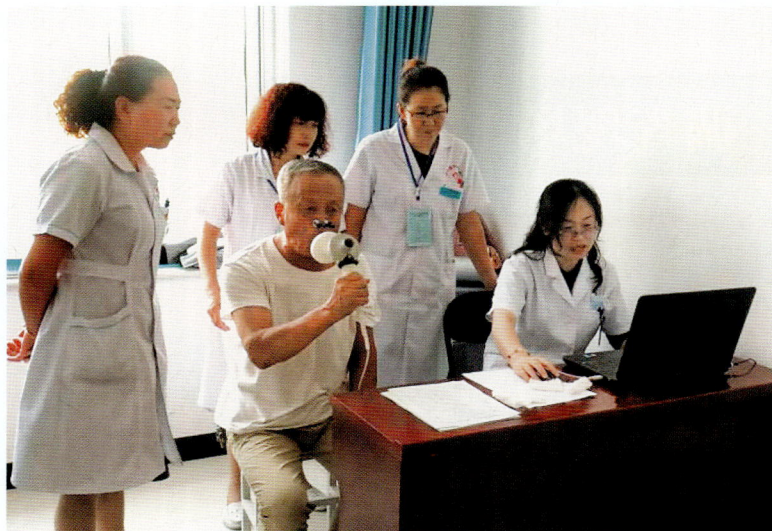

2019 年 9 月，吴忠市疾病预防控制中心在金积镇开展现场调查

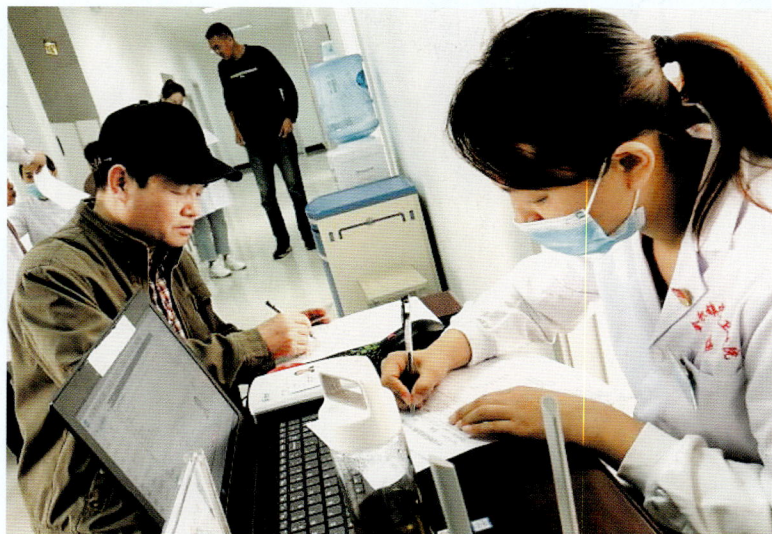

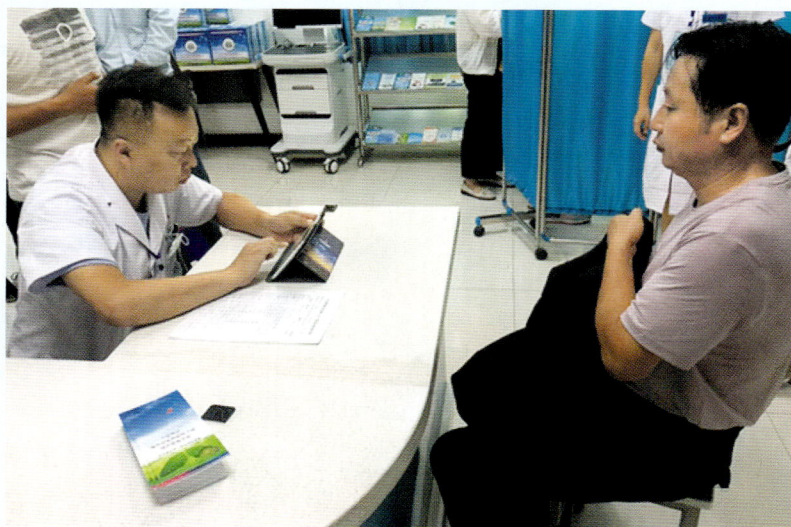

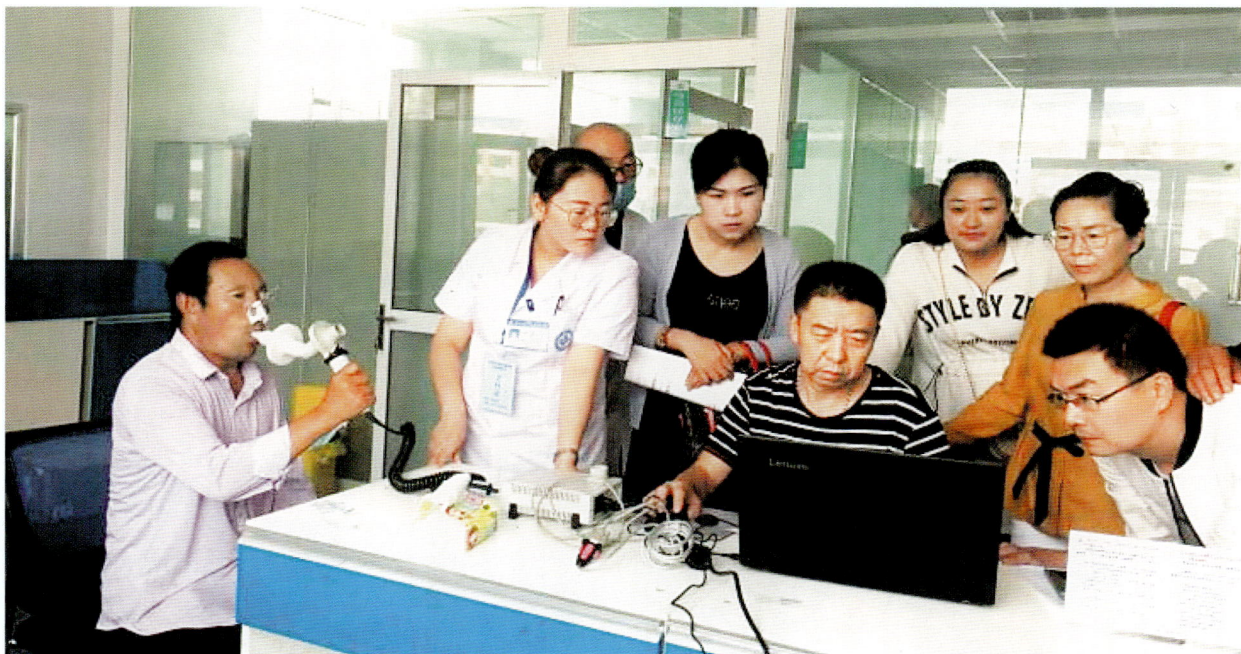

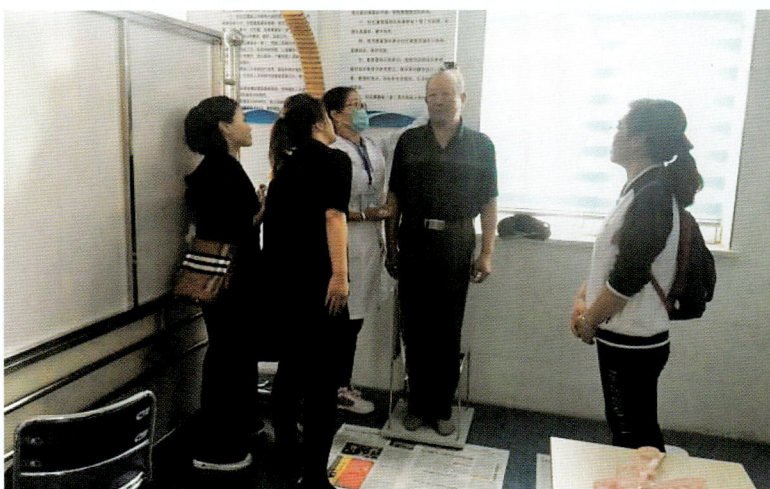

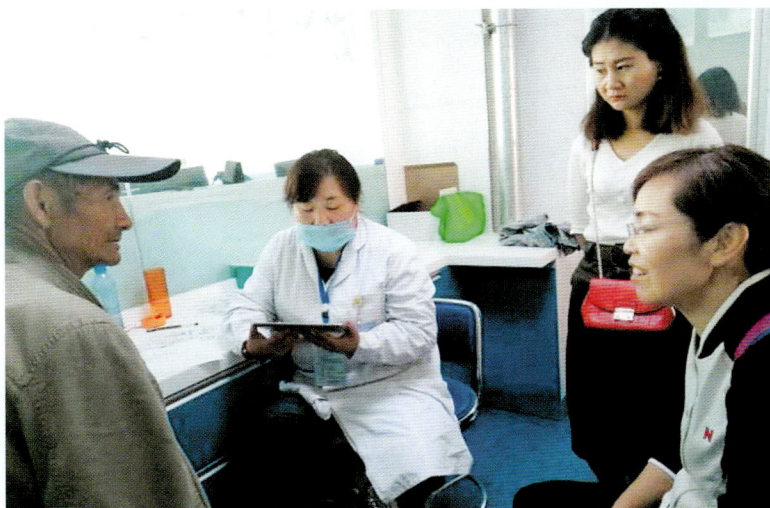

2019年9月，永宁县疾病预防控制中心在李俊镇开展现场调查

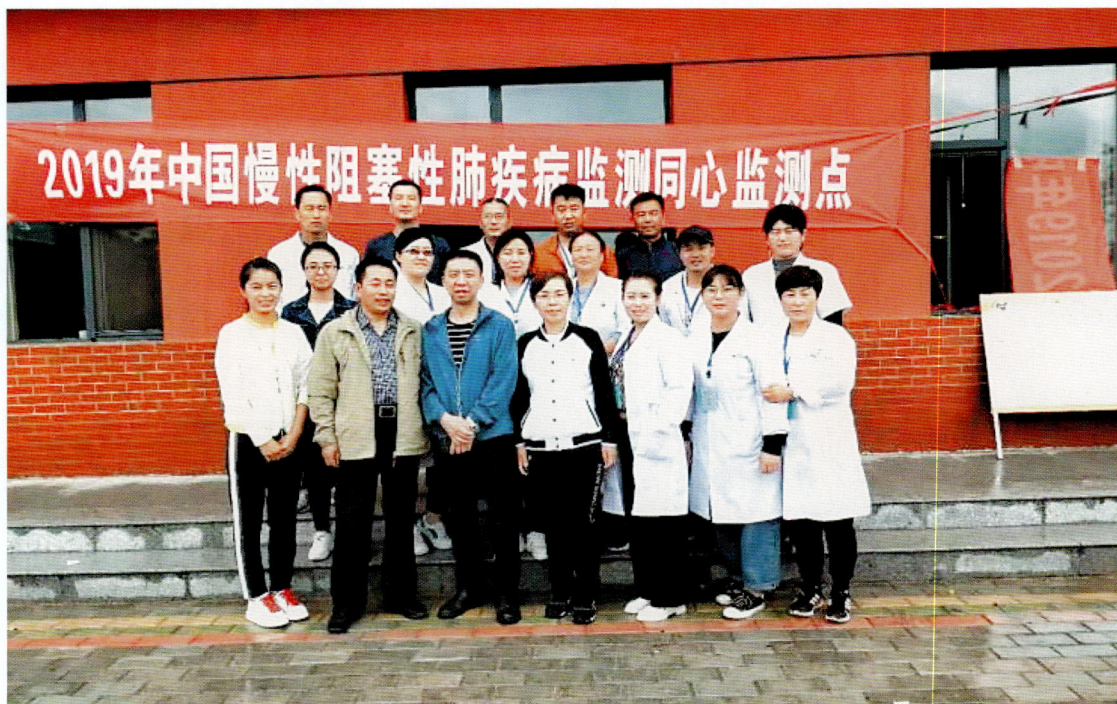

2019年10月，同心县疾病预防控制中心在下马关镇开展现场调查

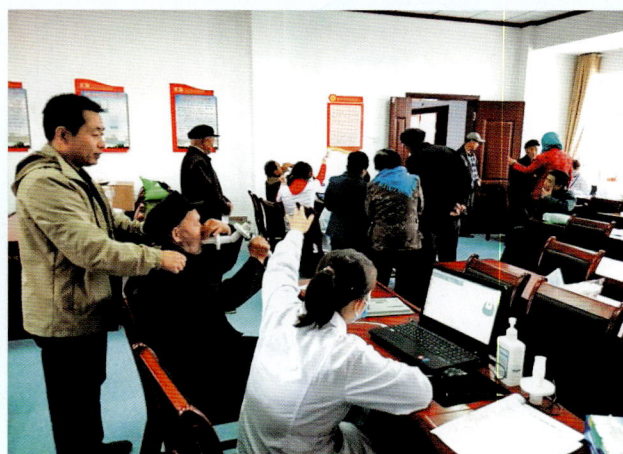

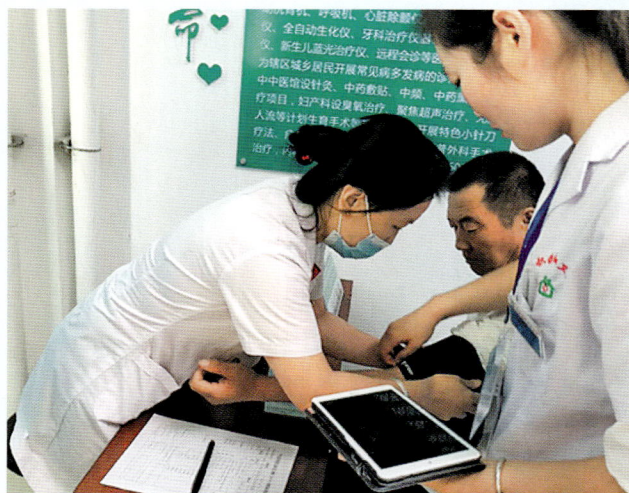

目　次

前　言

本规程按照 GB/T 1.1—2009《标准化工作导则第 1 部分：标准的结构和编写》给出的规则进行编写。

本规程由宁夏回族自治区地质局提出。

本规程由宁夏回族自治区自然资源厅归口。

本规程起草单位：宁夏回族自治区有色金属地质勘查院（宁夏回族自治区地质资料馆）。

本规程主要起草人：王生对、刘建兵、谷守江、魏列明、樊泰山、曹友亮、李辉、张汐、谢愿龙、路锋、武文进、许海洋、彭青云、李婷、吴辉、谭江、张力。

本规程于 2020 年 7 月首次发布。

宁夏建筑用砂矿产地质勘查技术规程

1 范围

本规程规定了建筑用砂矿产勘查目的任务、勘查研究和勘查控制程度、勘查工作及质量要求、可行性评价工作和矿产资源储量估算等方面的要求。

本规程适用于宁夏辖区内建筑用砂矿产勘查；可作为评审、验收建筑用砂矿产地质勘查成果的依据；还可作为矿业权转让、矿产勘查开发筹资、融资、企业上市等活动中评价、估算资源储量的依据。

2 规范性引用文件

下列文件对于本文件的应用是必不可少的。凡是注日期的引用文件，仅所注日期的版本适用于本文件。凡是不注日期的引用文件，其最新版本（包括所有的修改单）适用于本文件。

GB/T 17766 固体矿产资源储量分类

GB/T 13908 固体矿产地质勘查规范总则

GB/T 33444 固体矿产勘查工作规范

GB/T 18341 地质矿产勘查测量规范

GB/T 14684 建设用砂

GB/T 12719 矿区水文地质工程地质勘探规范

GB 6566 建筑材料放射性核素限量

GB 50026 工程测量规范

DD 2014–05 矿山地质环境调查评价规范

DZ/T 0227 地质岩心钻探规范

DZ/T 0130 地质矿产实验室测试质量管理规范

DZ/T 0078 固体矿产勘查原始地质编录规程

DZ/T 0079 固体矿产勘查地质资料综合整理、综合研究规定

DZ/T 0033 固体矿产勘查/矿山闭坑地质报告编写规范

T/CMAS 0001 绿色勘查指南

3 术语和定义

下列术语和定义适用于本文件。

3.1 建筑用砂

建筑用砂是指各种粒级自然形成的天然砂、砂砾石（卵石）和天然岩石经机械破碎、筛分制成

1

的不同粒级的小块岩石颗粒。

3.2 天然砂

由自然风化、水流搬运和分选、堆积形成的粒径小于 4.75 mm 的岩石颗粒。

3.3 机制砂

经除土处理，天然岩石（河道砾石）经机械破碎、筛分制成粒径小于 4.75 mm 的岩石颗粒。

3.4 含泥量

天然砂中粒径小于 75 μm 的颗粒含量。

3.5 泥块含量

砂中原粒径大于 1.18 mm，经水浸洗，手捏后小于 600 μm 的颗粒含量。

3.6 亚甲蓝（MB）值

判定机制砂中粒径小于 75 μm 颗粒的吸附性能的指标。

3.7 碱集料反应

水泥、外加剂等混凝土构成物及环境中的碱与骨料中碱活性矿物在潮湿环境下缓慢发生并导致混凝土开裂破坏的膨胀反应。

4 勘查目的任务

4.1 勘查目的

通过查明建筑用砂矿床地质特征，评价其开发价值，为进一步开展地质工作或矿山建设规划、设计提供矿产资源储量和开采技术条件等必需的资料。

地质勘查工作分为踏勘选点和地质勘查两个阶段。

4.2 勘查任务

4.2.1 踏勘选点

通过野外踏勘，选择岩性简单、矿体（层）稳定、构造简单、覆盖层相对较薄及开采技术条件简单的区域；符合绿色开采要求（整个山脊整体开采、山坡式开采）；交通运输相对方便以及开采对环境影响较小；对公路、铁路、水库、高压输电线、通信线、居民区等安全有保障的区域；符合生态保护红线、永久基本农田和城镇开发边界等"三条控制线"要求；原则上在县级矿产资源规划的开采区内，结合矿产资源总体规划、土地利用总体规划等相关规划，提出可供勘查的矿产潜力较大地区，合理划定勘查区范围。

4.2.2 地质勘查

对勘查区采用地形测量、地质测量、必要的探矿工程采样测试等有效的勘查方法和手段，基本查明地质、构造以及矿体（层）的分布、形态、规模和矿石质量；基本查明矿体（层）的连续性；基本查明矿床开采技术条件；对建筑用砂的加工技术性能进行测试，并通过预可行性研究，作出是否具有工作价值的评价，估算勘查区内资源储量并编制勘查报告。为制定矿山总体规划、项目建议书提供资料。

5 勘查研究程度

5.1 踏勘选点阶段

5.1.1 区域地质

全面收集与成矿有关的区域地质矿产资料、研究成果及各种有关信息，进行综合分析、研究类比，初步了解成矿地质条件，划定勘查区范围。

5.1.2 矿床地质

初步了解勘查区矿体（层）形态、规模、产状、矿石类型及分布；初步了解勘查区矿体（层）中夹石的种类。

5.1.3 矿石质量

与已知矿床类比，了解勘查区内矿石质量情况。

5.1.4 矿石加工技术性能

通过类比研究，推断主要矿石类型的加工技术性能，对其是否具有建筑用砂利用性能进行预测。

5.1.5 矿床开采技术条件

收集分析区域水文地质、工程地质及环境地质资料，初步了解勘查区内水文地质、工程地质及环境地质条件，为进一步开展工作提供依据。

5.2 地质勘查阶段

5.2.1 区域地质

收集分析勘查区与成矿有关的区域地层、构造及矿产资料，开展地质勘查工作，基本查明成矿地质条件。

5.2.2 矿床地质

基本查明覆盖层地质特征；基本查明矿体（层）的分布范围、数量、规模、产状、形态、夹石分布特征；基本查明矿体（层）的岩性、矿物组成、矿石类型及赋存规模。

5.2.3 矿石质量

基本查明矿石的结构、构造、矿物成分、化学成分和主要物理性能；基本查明矿石中有害物质的种类；评价矿石的放射性水平。

5.2.4 矿石加工技术性能

基本查明主要的矿石类型的加工技术性能，作出是否可作为建筑用砂的初步评价。对评价矿山附近有类比条件的可以类比评价。

5.2.5 矿床开采技术条件

5.2.5.1 水文地质条件

调查研究区域水文地质条件；调查地表水体分布范围并收集长期水文观测资料；基本查明矿床主要充水因素及其水文地质条件的复杂程度，初步预测矿坑的涌水量，评价其对矿床开发的影响程度。调查研究可供利用的供水水源的水质、水量和利用条件，指出供水水源方向。

5.2.5.2 工程地质条件

初步划分矿床工程地质岩组；基本查明构造、软弱夹层分布规律及其工程地质特征；基本查明矿床开采影响范围内岩石、矿石稳固性和露天采矿场边坡稳定性；对矿床工程地质条件进行初步评价。

5.2.5.3 环境地质条件

基本查明勘查区环境地质条件，调查了解勘查区及相邻地区地质灾害现象，提出矿山开采可能产生的环境地质问题。

6 勘查控制程度

6.1 勘查类型划分

根据主矿体（层）内部结构复杂程度、矿体（层）厚度稳定程度、构造复杂程度、覆盖层发育程度四种地质因素，划分为两个勘查类型见附录 A.1、A.2。

应根据矿床中占 70%以上资源储量的主体，即一个或几个矿体（层）的地质特征来确定勘查类型。当不同的主矿体（层）或同一主矿体（层）的不同地段，其地质特征和勘查程度差别很大时，也可划分为不同的勘查类型。

6.2 勘查工程间距确定

根据勘查类型，确定勘查工程间距，不同勘查类型矿床圈定控制资源量的勘查工程间距为基本勘查工程间距。通常采用与同类矿床类比的方法确定，也可根据已完工的勘查成果，运用地质统计学的方法确定。供参考选择控制的矿产资源储量勘查工程间距参见附录A.3。

6.3 勘查手段与勘查线（剖面）间距布设要求

6.3.1 勘查手段

以地质测量为主要手段，主要是地质填图、勘查线（剖面）测量，必要的探矿工程以及样品采集测试。

6.3.2 勘查线（剖面）间距的布设要求

勘查线（剖面）应垂直主要矿体（层）的走向，也可考虑未来矿山开拓布局，垂直山脊线总体走向。

采用地表工程揭露、追索、圈定矿体（层）时，工程应布置在勘查线（剖面）上。

地质勘查阶段的勘查线（剖面）一般不少于 3 条。

6.4 勘查控制程度的确定

控制勘查区矿体（层）的总体分布和相互关系，系统控制矿体（层）四周的边界和采矿场底部矿体（层）的边界。

控制资源量应基本查明矿体（层）地质特征，有系统工程控制，控制资源量应不少于查明资源储量的 50%。

推断资源量应初步查明矿体（层）地质特征，有少量工程控制，并符合矿山远景规划的要求。

查明资源储量应达到矿山最低服务年限和最小开采规模的要求。

具体矿床的勘查控制程度可根据矿床开发需要结合矿床实际情况确定。

7 勘查工作及质量要求

7.1 地形测量、工程测量

采用全国统一坐标高程系统（2000 国家大地坐标系、1985 国家高程基准），测量精度应按照 GB/T 18341、GB 50026 的要求。矿床地形图应为正测。地形图的比例尺和测量范围应满足地质测量及矿产资源储量估算的需要，图幅边廓应尽量规整。比例尺一般为 1:1 000 ~ 1:2 000。

7.2 勘查线（剖面）测量

矿床勘查线（剖面）测量精度应符合 DZ/T 0078 的规定。比例尺一般为 1:500 ~ 1:1 000。

7.3 地质测量

地质测量精度应符合 DZ/T 0078 的规定。比例尺一般为 1:1 000 ~ 1:2 000。

7.4 探矿工程

7.4.1 探槽、浅井

用于揭露浅部矿体（层）、构造和重要地质界线，应挖至新鲜基岩。地表覆盖层小于 3 m 时，一般采用槽探；大于 3 m 时，采用浅井（浅坑）。

7.4.2 钻探

岩心钻探钻孔口径以能满足地质编录和采样需要，达到预期探矿目的为准。

矿心即包括矿体（层）中的夹石采取率按连续 5 m 计算不低于 80%，并应保证矿心磨损较小，矿心完整；岩心采取率不低于 70%。

钻探其他质量要求应符合 DZ/T 0227 的规定。

7.5 水文地质、工程地质、环境地质工作

各种比例尺的水文地质、工程地质和环境地质工作，应符合 GB/T 12719、DD 2014-05 的规定。

7.6 样品采集与测试

7.6.1 化学分析样

按工程及矿石类型采集化学分析样，分析项目为硫酸盐、硫化物、氯化物和有机物。一般采集

3~5 组代表性样品。

7.6.2　物理性能样

表观密度样、松散堆积密度样，一般按砂矿不同粒度类型、种类，各测定 2～3 组样品。

坚固性样（质量损失），一般按工程及砂矿不同类型、种类，各测试 2～3 组样品。若在已加工好的成品砂料堆上取样，取样时不少于 8 点，样品重量天然砂不少于 8 kg，机制砂不少于 20 kg。

压碎指标样，一般按工程及砂矿不同粒度类型、种类，各测定 2～3 组样品。若在已加工好的原材料砂料堆上取样，要求不少于 8～20 点，最少取样重量 50 kg。

天然密度样，按岩性、矿石类型分别采样，在地表岩石中采集新鲜岩石。每组试样不少于 10 件代表性样品。

其他指标样品按照建筑用砂用途或委托方要求按矿层采取、测试，样品重量参见附录 D.1。

7.6.3　碱集料反应样

按矿石类型采集碱集料反应的样品，一般采取样品 1～2 件。岩相法评定为碱活性或潜在的碱活性时，作测试。样品采集与测试按 GB/T 14684 执行。

7.6.4　放射性样

按照不同岩石类型，采取代表性样品，进行放射性测试。每个岩石类型至少取样 1 件，样品采集与测试按 GB 6566 执行。

7.6.5　加工技术性能测试样

在具有代表性的地点采样，试验的项目和对样品的要求，由设计试验单位根据矿床具体情况提出，要考虑矿石类型、等级及代表性。

各种样品的采取方法、测定数量和质量要求应符合 DZ/T 0130 的规定。

7.7　原始地质编录、综合整理和报告编写

各项原始地质编录应符合 DZ/T 0078 的规定。

地质勘查资料综合整理应符合 DZ/T 0079 的规定。

地质报告编写应符合 DZ/T 0033 的规定。

7.8　计算机勘查信息处理技术应用

勘查工作的踏勘选点和地质勘查阶段都应不同程度地尽量使用计算机信息处理技术。

7.9　绿色勘查

地质勘查工作运用先进的勘查手段、方法、设备，实施勘查过程最大限度减少对生态环境的扰动，并对受扰动后的生态环境进行修复治理。各项勘查工作应按照 DB64/T 1753-2020 的要求。

8　可行性评价工作

8.1　概略研究

概略研究是对项目的技术可行性和经济合理性的简略研究。通常是在收集分析该矿产资源市场

供需状况的基础上，分析已取得的地质资料，类比已知矿床，推测矿床规模、矿石质量和开发利用的技术条件，结合勘查区的自然经济条件、环境保护等，以类似企业经验的技术经济指标或按扩大指标对矿床作出技术经济评价，从而为矿床开发有无投资机会，是否进行下一步勘查工作，以及制定长远规划、工程建设规划的决策提供依据。

8.2 预可行性研究

预可行性研究是对项目的技术可行性和经济合理性作出的初步研究。预可行性研究需要比较系统地对该矿种矿产资源储量、生产、消费进行调查和初步分析，还需对市场的需要量、质量要求和价格趋势作出初步预测。根据矿床规模和矿床地质特征以及勘查区地形地貌，借鉴类似企业的实践经验，初步研究并提出项目建设规模、产品种类、矿山总体建设轮廓和工艺技术的原则方案；参照价目表或类似企业开采对比所获数据估算的成本，初步提出建设总投资、主要工程量和主要设备等，进行初步经济分析，估算矿产资源储量。

通过市场调查资料和预测分析，综合矿床资源条件、工艺技术、建设条件、环境保护以及项目建设的经济效益等各方面因素，从总体上、宏观上对项目建设的必要性、建设条件的可行性以及经济效益的合理性作出评价，为推荐项目和编制项目建议书提供依据。

9 矿产资源储量估算

9.1 工业指标

9.1.1 质量要求

矿石质量要求的主要内容有：建筑用砂矿一般工业指标参见附录表 C.1；混凝土细骨料（建筑用砂）技术指标参见附录表 C.2；颗粒配级区的各筛级累计筛余值参见附录表 C.3。

9.1.2 开采技术条件要求

露天开采矿床开采技术条件要求有：可采厚度、夹石剔除厚度、剥采比、最低开采标高、露天采矿场最小底盘宽度、露天采矿场边坡角等参见附录表 C.4。

9.2 矿产资源储量估算的一般原则

9.2.1 矿产资源储量应按矿体（层）、块段分别估算，统计全矿床矿产资源储量。

9.2.2 矿产资源储量结果估算一般保留两位小数，单位为万吨（万立方米）。

9.2.3 废石（覆盖层、夹石）剥离量应按废石体积分块段估算，剥离量估算单位为万立方米。

9.2.4 应根据矿床特点选择适当的矿产资源储量估算方法，提倡运用新技术、新方法，推广计算机技术在矿产资源储量估算中的应用，但所使用的计算机软件须经有关管理部门认定。

9.3 确定矿产资源储量估算方法

一般采用地质块段法、断面法、等高线法，也可利用体积网格法和 MAPGIS 中 DTM 模型法估算资源储量。

9.4 确定矿产资源储量估算参数的要求

矿产资源储量估算所依据的各项参数应真实、准确，具有代表性。估算控制的矿产资源储量所依据的参数应根据实测数据确定。估算推断的矿产资源量所依据的某些参数，在未取得实测数据的情况下，可采用类比法确定。

9.5 矿床规模划分

建筑用砂矿产的规模划分：＞2 000 万立方米为大型矿床；2 000 万～200 万立方米为中型矿床；＜200 万立方米为小型矿床。

9.6 矿产资源储量分类

9.6.1 资源量

按照地质可靠程度由低到高，资源量分为推断资源量、控制资源量和探明资源量。资源量和储量类型及其转换关系见附录 E。

9.6.1.1 推断资源量

推断资源量是经稀疏取样工程圈定并估算的资源量，以及控制资源量或探明资源量外推部分；矿体（层）的空间分布、形态、产状和连续性是合理推测的，其数量、质量是基于有限的取样工程和信息数据来估算的，地质可靠程度较低。

9.6.1.2 控制资源量

控制资源量是经系统取样工程圈定并估算的资源量；矿体（层）的空间分布、形态、产状和连续性已基本确定；其数量、质量是基于较多的取样工程和信息数据来估算的，地质可靠程度较高。

9.6.1.3 探明资源量

探明资源量是在系统取样工程基础上经加密工程圈定并估算的资源量；矿体（层）的空间分布、形态、产状和连续性已确定；其数量、质量是基于充足的取样工程和详尽的信息数据来估算的，地质可靠程度高。

9.6.2 储量

考虑地质可靠程度，按照采矿、加工、基础设施、经济、市场、法律、环境、社区和政策等转换因素的确定程度由低到高，储量可分为可信储量和证实储量。

9.6.2.1 可信储量

经过预可行性研究、可行性研究或与之相当的技术经济评价，基于控制资源量估算的储量；或某些转换因素尚存在不确定性时，基于探明资源量而估算的储量。

9.6.2.2 证实储量

经过预可行性研究、可行性研究或与之相当的技术经济评价，基于探明资源量而估算的储量。

9.7 矿产资源储量分类结果表

资源储量估算结果应用文表，按保有、动用和累计查明的主矿产、共生矿产和伴生矿产，不同矿石工业类型，不同资源储量类型反映清楚。

附 录 A

（资料性附录）

勘查类型与工程间距

A.1 划分勘查类型的主要地质因素分类

A.1.1 主矿体（层）内部结构复杂程度

简单：矿体（层）矿石类型单一，质量稳定，不含脉岩和夹层（石）；或虽有两种或两种以上的矿石类型，但建筑用砂等级类型一致。

复杂：矿体（层）由两种以上矿石类型构成，且质量等级不一致，需分采分别加工；或矿层矿石类型单一，但有脉岩、夹层，增加了开采难度和成本。

A.1.2 矿体（层）厚度稳定程度

稳定：矿体（层）连续，厚度变化小或呈有规律变化，厚度变化系数<40%。

一般：矿体（层）基本连续，厚度变化不大，局部变化较大，厚度变化系数≥40%。

A.1.3 构造复杂程度

简单：矿体（层）呈单斜或宽缓向、背斜，无断裂或虽有小断裂，但其两侧矿石质量等级类型不变。

复杂：有较大断裂切割或有较宽的破碎带，且破碎角砾为夹石不能利用。

A.1.4 覆盖层发育程度

一般：覆盖层不发育，矿体（层）裸露良好，覆盖率<70%。

发育：覆盖层发育，矿体（层）被大面积覆盖，覆盖率≥70%。

A.2 矿床勘查类型

建筑用砂矿床勘查类型见表 A.1。

表 A.1 建筑用砂矿床勘查类型

勘查类型	第 I 勘查类型（地质条件简单型）	第 II 勘查类型（地质条件一般型）
主矿体（层）内部结构复杂程度	简单	复杂
矿体（层）厚度稳定程度	稳定	一般
构造复杂程度	简单	复杂
覆盖层发育程度	一般	发育

A.3 勘查工程间距

控制的矿产资源储量勘查工程间距见表 A.2。

表 A.2 控制的矿产资源储量勘查工程间距

勘查类型	勘查工程间距 (m)
第Ⅰ勘查类型 (地质条件简单型)	400
第Ⅱ勘查类型 (地质条件一般型)	200
注 1：本表为不同类型矿床探求控制资源量勘查工程间距的参考值，对勘查工程不能满足要求的局部问题。例如：对矿体 (层) 覆盖层的控制，应在勘查剖面上和剖面间适当加密工程；对首期开采地段，当基本勘查工程间距不能满足要求时，可适当增加工程。 注 2：不同勘查类型不同地质可靠程度的资源类型间工程间距的差别，不限于加密或放稀一倍，可视实际需要而定。 注 3：根据地质因素允许有过渡类型。 注 4：当勘查区范围较小，无法满足工程间距要求时，应至少有 3 条勘查线。	

附　录　B

（资料性附录）

矿山生产建设规模与矿床规模划分

B.1　矿山生产建设规模划分

矿山生产建设规模划分见表 B.1。

表 B.1　矿山生产建设规模划分

分级	开采矿石量（万立方米/年）	开采矿石量（万吨/年）
大型	＞30	＞60
中型	30～6	60～10
小型	＜6	＜10

B.2　矿床规模划分

矿床规模划分见表B.2。

表 B.2　矿床规模划分

分级	资源储量规模（万立方米）
大型	＞2 000
中型	2 000～200
小型	＜200

附 录 C

（资料性附录）

一般工业要求

C.1 建筑用砂一般工业要求

建筑用砂一般工业指标见表 C.1；混凝土细骨料（建筑用砂）技术指标见表 C.2。

表 C.1 建筑用砂一般工业指标

项目	指标		
	Ⅰ类	Ⅱ类	Ⅲ类
坚固性（硫酸钠溶液 5 次循环后质量损失；%）	≤8	≤8	≤10
单级最大压碎指标（%）	≤20	≤25	≤30
硫化物、硫酸盐（按 SO_3 质量计；%）	≤0.5	≤0.5	≤0.5
氯化物（按氯离子质量计；%）	≤0.01	≤0.02	≤0.06
云母含量（%）	≤1.0	≤2.0	≤2.0

表 C.2 混凝土细骨料（建筑用砂）技术指标

项目			指标		
			Ⅰ类	Ⅱ类	Ⅲ类
天然砂	含泥量（%）		≤1.0	≤3.0	≤5.0
	泥块含量（%）		0	≤1	≤2
机制砂	MB 值≤1.4	MB 值	≤0.5	≤1.0	≤1.4 或合格
		石粉含量	≤10.0	≤10.0	≤10.0
		泥块含量	0	≤1.0	≤2.0
	MB 值>1.4	石粉含量	≤1.0	≤3.0	≤5.0
		泥块含量	0	≤1.0	≤2.0
有害物质限量（以质量计）	云母含量（%）		≤1.0	≤2.0	≤2.0
	轻物质（%）		≤1.0		
	有机物（比色法）		合格		
	硫化物、硫酸盐（按 SO_3 质量计；%）		≤0.5		
	氯化物（按氯离子质量计；%）		≤0.01	≤0.02	≤0.06
坚固性（硫酸钠溶液 5 次循环后质量损失；%）			≤8	≤8	≤10
单级最大压碎指标（%）			≤20	≤25	≤30
表观密度（kg/m³）			≥2500		
松散堆积密度（kg/m³）			≥1400		
空隙率（%）			≤44		
碱集料反应			试验后试件无裂缝等，在规定的试验龄期膨胀率小于 0.10%		

C.2 建筑用砂的颗粒配级区的各筛级累计筛余值

建筑用砂的颗粒配级区的各筛级累计筛余值见表 C.3。

表 C.3 建筑用砂的颗粒配级区的各筛级累计筛余值

方筛孔尺寸	1 级配区累计筛余值（%）	2 级配区累计筛余值（%）	3 级配区累计筛余值（%）
9.50 mm	0	0	0
4.75 mm	10～0	10～0	10～0
2.36 mm	35～5	25～0	15～0
1.18 mm	65～35	50～10	25～0
600 μm	85～71	70～41	40～16
300 μm	95～80	92～70	85～55
150 μm	天然砂 100～90 机制砂 97～85	天然砂 100～90 机制砂 94～80	天然砂 100～90 机制砂 94～75

C.3 矿山开采技术条件一般要求

矿山开采技术条件一般要求见表C.4。

表 C.4 矿山开采技术条件一般要求

可采厚度（m）	夹石剔除厚度（m）	最低开采标高	露天采矿场最终边坡角	露天采矿场底盘宽度（m）	剥采比（m³/m³）
≥2	1	不低于当地侵蚀基准面，如在技术经济可行条件下，可适当低于当地侵蚀基准面	≤45°	小型：≥20 大中型：≥60	<0.5:1
注：剥采比一般不宜超过本地经济合理剥采比，一般不大于 0.5:1（m³/m³），当超过一般要求时，由当地市、县（区）自然资源局组织地质勘查单位与投资方共同论证确定。					

附　录　D

（资料性附录）

单项试验取样重量

D.1　单项试验取样重量

单项试验取样重量见表 D.1。

表 D.1　单项试验取样重量

序号	试验项目		最少取样重量/kg	备　注
1	颗粒配级		4.4	
2	含泥量		4.4	
3	泥块含量		20.0	
4	石粉含量		6.0	
5	云母含量		0.6	
6	轻物质含量		3.2	
7	有机物含量		2.0	
8	硫化物与硫酸盐含量		0.6	
9	氯化物含量		4.4	
10	坚固性	天然砂	8.0	
		机制砂	20	
11	表观密度		2.6	
12	松散堆积密度与空隙率		5.0	
13	碱集料反应		20.0	
14	放射性		6.0	
15	饱和面干吸水率		4.4	

附 录 E

（资料性附录）

资源量和储量类型及其转换关系

E.1 资源量和储量类型及其转换关系图

资源量和储量类型及其转换关系见图 E.1。

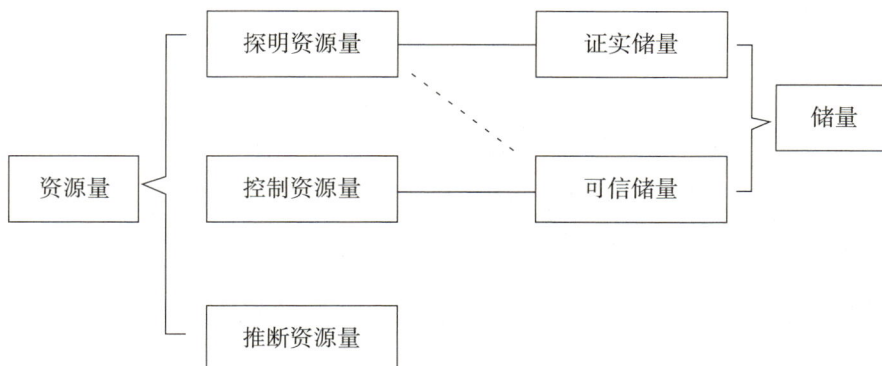

图 E.1 资源量和储量类型及其转换关系示意图

E.2 资源量和储量的相互关系

E.2.1 资源量和储量之间可相互转换。

E.2.2 探明资源量、控制资源量可转换为储量。

E.2.3 资源量转换为储量至少要经过预可行性研究，或与之相当的技术经济评价。

E.2.4 当转换因素发生改变，已无法满足技术可行性和经济合理性的要求时，储量应适时转换为资源量。

目　　次

前　言

本规程按照 GB/T 1.1—2009《标准化工作导则第 1 部分：标准的结构和编写》给出的规则进行编写。

本规程由宁夏回族自治区地质局提出。

本规程由宁夏回族自治区自然资源厅归口。

本规程起草单位：宁夏回族自治区有色金属地质勘查院（宁夏回族自治区地质资料馆）。

本规程主要起草人：王生对、刘建兵、谷守江、魏列明、樊泰山、曹友亮、谢愿龙、李辉、张汐、许海洋、武文进、张龙、张玉瑜、谭江、刘波、彭青云、吴辉。

本规程于 2020 年 7 月首次发布。

宁夏砖瓦用粘土矿产地质勘查技术规程

1 范围

本规程规定了砖瓦用粘土矿产勘查的目的任务、勘查研究和勘查控制程度、勘查工作及质量要求、可行性评价工作和矿产资源储量估算等方面的要求。

本规程适用于宁夏辖区内砖瓦用粘土矿产勘查，可作为评审、验收砖瓦用粘土矿产地质勘查成果的依据，还可作为矿业权转让、矿产勘查开发筹资、融资、企业上市等活动中评价、估算资源储量的依据。

2 规范性引用文件

下列文件对于本文件的应用是必不可少的。凡是注日期的引用文件，仅所注日期的版本适用于本文件。凡是不注日期的引用文件，其最新版本（包括所有的修改单）适用于本文件。

GB/T 17766　固体矿产资源储量分类

GB/T 13908　固体矿产地质勘查规范总则

GB/T 33444　固体矿产勘查工作规范

GB/T 18341　地质矿产勘查测量规范

GB/T 12719　矿区水文地质工程地质勘探规范

GB 6566　建筑材料放射性核素限量

GB 50026　工程测量规范

DZ/T 0078　固体矿产勘查原始地质编录规程

DZ/T 0227　地质岩心钻探规范

DZ/T 0130　地质矿产实验室测试质量管理规范

DZ/T 0079　固体矿产勘查地质资料综合整理、综合研究规定

DZ/T 0033　固体矿产勘查/矿山闭坑地质报告编写规范

DD2014—05　矿山地质环境调查评价规范

T/CMAS 0001　绿色勘查指南

3 术语和定义

下列术语和定义适用于本文件。

3.1 砖瓦用粘土矿

宜加工成砖瓦的粘土和粘土岩类，包括粘土、黄土、红土、泥岩、页岩等。

3.2 放射性

矿物质所含放射性核素由不稳定的原子核自发地放出射线，从而衰变形成稳定元素的现象。

4 勘查目的任务

4.1 勘查目的

通过查明砖瓦用粘土矿床地质特征，评价其开发价值，为进一步开展地质工作或矿山建设规划、设计提供矿产资源储量和开采技术条件等必须的资料。

地质勘查工作分为踏勘选点和地质勘查两个阶段。

4.2 勘查任务

4.2.1 踏勘选点

通过野外踏勘，选择岩性简单、矿体（层）稳定、构造简单、覆盖层相对较薄及开采技术条件简单的区域，符合绿色开采要求（整个山脊整体开采、山坡式开采）；交通运输相对方便以及开采对环境影响较小；对公路、铁路、水库、高压输电线、通信线、居民区等安全有保障的区域；符合生态保护红线、永久基本农田和城镇开发边界等"三条控制线"要求；原则上在县级矿产资源规划的开采区内，结合矿产资源总体规划、土地利用总体规划等相关规划，提出可供勘查的矿产潜力较大地区，合理划定勘查区范围。

4.2.2 地质勘查

对勘查区采用地形测量、地质测量、必要的探矿工程和采样测试等有效的勘查方法和手段，基本查明地质、构造，以及矿体（层）的分布、形态、规模和矿石质量；基本查明矿体（层）的连续性；基本查明矿床开采技术条件；对砖瓦用粘土矿的加工技术性能进行测试，并通过预可行性研究，作出是否具有工作价值的评价，估算勘查区内资源储量并编制勘查报告。为制定矿山总体规划、项目建议书提供资料。

5 勘查研究程度

5.1 踏勘选点阶段

5.1.1 区域地质

全面收集与勘查区成矿有关的区域地质矿产资料、研究成果及各种有关信息，进行综合分析、研究类比，初步了解成矿地质条件，划定勘查区范围。

5.1.2 矿床地质

初步了解勘查区矿体（层）形态、规模、产状、矿石类型及分布；初步了解勘查区矿体（层）中夹石的种类。

5.1.3 矿石质量

与已知矿床类比，了解勘查区内矿石质量情况。

5.1.4 矿石加工技术性能

通过类比研究，推断主要矿石类型的加工技术性能，对其是否具有砖瓦用粘土矿利用性能进行预测。

5.1.5 矿床开采技术条件

收集分析区域水文地质、工程地质及环境地质资料，初步了解勘查区内水文地质、工程地质及环境地质条件，为进一步开展工作提供依据。

5.2 地质勘查阶段

5.2.1 区域地质

收集分析勘查区与成矿有关的区域地层、构造及矿产资料，开展地质勘查工作，基本查明成矿地质条件。

5.2.2 矿床地质

基本查明覆盖层地质特征；基本查明矿体（层）的分布范围、数量、规模、产状、形态、夹石分布特征；基本查明矿体（层）的岩性、矿物组成、矿石类型及赋存规律。

5.2.3 矿石质量

基本查明矿石的结构、构造、矿物成分、化学成分和主要物理性能；基本查明矿石中有害物质的种类；评价矿石的放射性水平。

5.2.4 矿石加工技术性能

基本查明主要的矿石类型的加工技术性能，作出是否可作为砖瓦用粘土矿的初步评价。对评价矿山附近有类比条件的可以类比评价。

5.2.5 矿床开采技术条件

5.2.5.1 水文地质条件

调查研究区域水文地质条件；调查地表水体分布范围并收集长期水文观测资料；基本查明矿床主要充水因素及其水文地质条件的复杂程度，初步预测矿坑的涌水量，评价其对矿床开发的影响程度。调查研究可供利用的供水水源的水质、水量和利用条件，指出供水水源方向。

5.2.5.2 工程地质条件

初步划分矿床工程地质岩组；基本查明构造和岩石风化程度、软弱夹层分布规律及其工程地质特征；基本查明矿石开采影响范围内岩石、矿石稳固性和露天采矿场边坡稳定性；对矿床工程地质条件进行初步评价。

5.2.5.3 环境地质条件

基本查明勘查区环境地质条件，调查了解勘查区及相邻地区地质灾害现象，提出矿山开采可能产生的环境地质问题。

6 勘查控制程度

6.1 勘查类型划分

6.1.1 根据矿体（层）内部结构复杂程度、矿体（层）厚度稳定程度、覆盖层发育情况三种地质因素，划分为两个勘查类型见附录 A.1、A.2。

6.1.2 应根据矿床中占 70%以上资源储量的主体，即一个或几个矿体（层）的地质特征来确定勘查类型。当不同的主矿体（层）或同一主矿体（层）的不同地段的地质特征和勘查程度差别很大时，也可划分为不同的勘查类型。

6.2 勘查工程间距确定

根据勘查类型，确定勘查工程间距，不同勘查类型矿床圈定控制资源量的勘查工程间距为基本勘查工程间距。通常采用与同类矿床类比的方法确定，也可根据已完成的勘查成果，运用地质统计学的方法确定。供参考选择控制矿产资源储量勘查工程间距参见附录 A.3。

6.3 勘查手段与勘查线（剖面）间距布设要求

6.3.1 勘查手段

以地质测量为主要手段，主要是地质填图和勘查线（剖面）测量，辅以必要的探矿工程（如探槽、钻孔）以及样品采集测试。

6.3.2 勘查线（剖面）间距的布设要求

勘查线（剖面）应垂直主要矿体（层）的走向，也可考虑未来矿山开拓布局，垂直山脊线总体走向。

采用地表工程揭露、追索、圈定矿体（层）时，工程应布置在勘查线（剖面）上。

地质勘查阶段的勘查线（剖面）一般不少于 3 条。

6.4 勘查控制程度的确定

控制勘查范围内矿体（层）的总体分布和相互关系，系统控制矿体（层）四周的边界和采矿场底部矿体（层）的边界。

控制资源量应基本查明矿体（层）地质特征，有系统工程控制，控制资源量应不少于查明资源储量的 50%。

推断资源量应初步查明矿体（层）地质特征，有少量工程控制，并符合矿山远景规划的要求。

查明资源储量应达到矿山最低服务年限和最小开采规模的要求。

具体矿床的勘查控制程度可根据矿床开发需要结合矿床实际情况确定。

7 勘查工作及质量要求

7.1 地形测量、工程测量

应采用全国统一坐标高程系统（2000 国家大地坐标系、1985 国家高程基准），测量精度应按照 GB/T 18341、GB 50026 的要求。矿床地形图应为正测。地形图的比例尺和测量范围应满足地质测量 及矿产资源储量估算的需要，图幅边缘应尽量规整。比例尺一般为 1:1 000 ~ 1:2 000。

7.2 勘查线（剖面）测量

矿床勘查线（剖面）测量精度应符合 DZ/T 0078 的规定。比例尺一般为 1:500 ~ 1:1 000。

7.3 地质测量

地质测量精度应符合 DZ/T 0078 的规定。比例尺一般为 1:1 000 ~ 1:2 000。

7.4 探矿工程

7.4.1 探槽、浅井

用于揭露浅部矿体（层）、构造和重要地质界线，应挖至新鲜基岩。地表覆盖层小于 3 m 时，一 般采用探槽。大于 3 m 时，采用浅井(浅坑)。

7.4.2 钻探

岩心钻探钻孔口径以能满足地质编录和采样需要，达到预期探矿目的为准。

矿心即包括矿体（层）中的夹石采取率按连续 5 m 计算不低于 80%，并应保证矿心磨损较小， 矿心完整；岩心采取率不低于 70%。

钻探其他质量要求应符合 DZ/T 0227 的规定。

7.5 水文地质、工程地质、环境地质工作

各种比例尺的水文地质、工程地质和环境地质工作，应符合 GB/T 12719、DD2014—05 的 规定。

7.6 样品采集与测试

7.6.1 岩矿鉴定样

按矿石类型采集有代表性的新鲜岩石。一般采集 1 ~ 2 组，规格 3 cm×6 cm×9 cm。

7.6.2 化学分析样

按工程及矿石类型在新鲜面采集，一般采集 2 ~ 3 组代表性样品，样品重量一般不少于 2 kg。分 析项目参见附录表 C.1。

7.6.3 物理性能样

按工程及矿石类型在矿层不同的位置分别采取，一般采集 3 ~ 5 组代表性样品，样品重量一般 不少于 5 kg。主要分析测试：塑性指数、干燥敏感系数、烧失量、碳酸盐质颗粒、放射性强度、

粒度要求等。测试项目参见附录表 C.2、C.3。

小体积质量样，按岩性、矿石类型分别采取，同时进行湿度测定，当湿度>3%时应进行湿度校正。每个工作区（矿区）试样不少于 30 件，体积 60 ~ 120 cm³。

天然密度样，按岩性、矿石类型分别采取。每组试样不少于 10 件。

7.6.4　放射性样

按不同矿石类型分别采取代表性样品进行放射性测试。每种矿石类型至少取样 1 件，样品采集与测试应符合 GB 6566 的规定。

7.6.5　加工技术性能测试样

在具有代表性的试采点中采样，试验的项目和对样品的要求，由设计试验单位根据矿床具体情况提出，要考虑矿石类型、用途及代表性。

7.6.6　各种样品的采取方法、测定数量和质量要求应符合 DZ/T 0130 的规定。

7.7　原始地质编录、综合整理和报告编写

7.7.1　各项原始地质编录应符合 DZ/T 0078 的规定。

7.7.2　地质勘查资料综合整理应符合 DZ/T 0079 的规定。

7.7.3　地质报告编写应符合 DZ/T 0033 的规定。

7.8　计算机勘查信息处理技术应用

踏勘选点和地质勘查阶段都应不同程度地尽量使用计算机信息处理技术。

7.9　绿色勘查

地质勘查工作运用先进的勘查手段、方法、设备，实施勘查过程要最大限度减少对生态环境的扰动，并对受扰动后的生态环境进行修复治理。各项勘查工作应按照 DB 64/T 1753—2020 的要求。

8　可行性评价工作

8.1　概略研究

概略研究是对项目的技术可行性和经济合理性的简略研究。通常是在收集分析该矿产资源市场供需状况的基础上，分析已取得的地质资料，类比已知矿床，推测矿床规模、矿石质量。结合开发利用的技术条件与勘查区的自然经济条件、环境保护等，以类似企业经验的技术经济指标或按扩大指标对矿床作出技术经济评价，从而为是否投资矿床开发，是否进行下一步勘查工作，以及制定长远规划、工程建设规划的决策提供依据。

8.2　预可行性研究

预可行性研究是对项目的技术可行性和经济合理性作出的初步研究。预可行性研究需要比较系统地对该矿种矿产资源储量、生产、消费进行调查和初步分析；还需对市场的需要量、质量要求和价格趋势作出初步预测。根据矿床规模和矿床地质特征以及勘查区地形地貌，借鉴类似企业的实践经验，初步研究并提出项目建设规模、产品种类、矿山总体建设轮廓和工艺技术的方案；参照价目

表或类似企业开采对比所获数据估算的成本，初步提出建设总投资、主要工程量和主要设备等，进行初步经济分析，并估算矿产资源储量。

通过市场调查和预测资料，综合矿床资源条件、工艺技术、建设条件、环境保护以及项目建设的经济效益等各方面因素，从总体上、宏观上对项目建设的必要性、建设条件的可行性以及经济效益的合理性作出评价，为推荐项目和编制项目建议书提供依据。

9 矿产资源储量估算

9.1 工业指标

9.1.1 质量要求

质量要求的主要内容有：砖瓦用粘土矿化学成分允许波动一般参考工业指标、物理性能允许波动一般参考工业指标（参见附录表 C.1、C.2）、物理性能允许波动一般辅助指标（参见附录表 C.3）。

9.1.2 开采技术条件要求

露天开采矿床开采技术条件要求有：可采厚度、夹石剔除厚度、剥采比、最低开采标高、露天采矿场最小底盘宽度、露天采矿场边坡角（参见附录表 C.4）。

9.2 资源储量估算的一般原则

9.2.1 矿产资源储量应按矿体（层）、块段分别估算，统计全矿床矿产资源储量。

9.2.2 矿产资源储量结果一般保留两位小数，单位为万吨（万立方米）。

9.2.3 废石（覆盖层、夹石）剥离量应按废石体积分块段估算，剥离量估算单位为万立方米。

9.2.4 应根据矿床特点选择适当的矿产资源储量估算方法，提倡运用新技术、新方法，推广计算机技术在矿产资源储量估算中的应用，但所使用的计算机软件须经有关管理部门认定。

9.3 确定资源储量估算方法

一般采用地质块段法、断面法、等高线法，也可利用体积网格法和 MAPGIS 中 DTM 模型法估算资源储量。

9.4 确定矿产资源储量估算参数的要求

矿产资源储量估算所依据的各项参数应真实、准确，具有代表性。估算控制矿产资源储量所依据的参数应根据实测数据确定。估算推断矿产资源量所依据的某些参数，在未取得实测数据的情况下，可采用类比法确定。

9.5 矿床规模划分

砖瓦用粘土矿产的规模划分：＞2 000 万立方米为大型矿床；2 000 万～500 万立方米为中型矿床；＜500 万立方米为小型矿床。

9.6 矿产资源储量分类

9.6.1 资源量

按照地质可靠程度由低到高，资源量分为推断资源量、控制资源量和探明资源量。资源量和储量类型及其转换关系见附录 D。

9.6.1.1 推断资源量

推断资源量是经稀疏取样工程圈定并估算的资源量，以及控制资源量或探明资源量外推部分；矿体（层）的空间分布、形态、产状和连续性是合理推测的；其数量、质量是基于有限的取样工程和信息数据来估算的，地质可靠程度较低。

9.6.1.2 控制资源量

控制资源量是经系统取样工程圈定并估算的资源量；矿体（层）的空间分布、形态、产状和连续性已基本确定；其数量、质量是基于较多的取样工程和信息数据来估算的，地质可靠程度较高。

9.6.1.3 探明资源量

探明资源量是在系统取样工程基础上经加密工程圈定并估算的资源量。矿体（层）的空间分布、形态、产状和连续性已确定，其数量、质量是基于充足的取样工程和详尽的信息数据来估算的，地质可靠程度高。

9.6.2 储量

考虑地质可靠程度，按照采矿、加工、基础设施、经济、市场、法律、环境、社区和政策等转换因素的确定程度由低到高，储量可分为可信储量和证实储量。

9.6.2.1 可信储量

经过预可行性研究、可行性研究或与之相当的技术经济评价，基于控制资源量估算的储量；或某些转换因素尚存在不确定性时，基于探明资源量而估算的储量。

9.6.2.2 证实储量

经过预可行性研究、可行性研究或与之相当的技术经济评价，基于探明资源量而估算的储量。

9.7 矿产资源储量分类结果表

资源储量估算结果应用文表，按保有、动用和累计查明，主矿产、共生矿产和伴生矿产，不同矿石工业类型，不同资源储量类型反映清楚。

附 录 A

（资料性附录）

勘查类型与工程间距

A.1 划分勘查类型的主要地质因素分类

A.1.1 主矿体（层）内部结构复杂程度

简单：矿体（层）矿石类型单一，质量稳定，不含脉岩和夹层（石）；或虽有两种或两种以上的矿石类型，但砖瓦用粘土矿等级类型一致。

复杂：矿体（层）由两种以上矿石类型构成，且质量等级不一致，需分采分别加工；或矿层矿石类型单一，但有脉岩、夹层，增加了开采难度和成本。

A.1.2 矿体（层）厚度稳定程度

稳定：矿体（层）连续，厚度变化小或呈有规律变化，厚度变化系数<40%。

一般：矿体（层）基本连续，厚度变化不大，局部变化较大，厚度变化系数≥40%。

A.1.3 覆盖层发育程度

一般：覆盖层不发育，矿体（层）裸露良好，覆盖率<70%。

发育：覆盖层发育，矿体（层）大面积被覆盖，覆盖率≥70%。

A.2 矿床勘查类型

砖瓦用粘土矿床勘查类型见表A.1。

表 A.1 砖瓦用粘土矿床勘查类型

勘查类型	第Ⅰ勘查类型（地质条件简单型）	第Ⅱ勘查类型（地质条件一般型）
主矿体（层）内部结构复杂程度	简单	复杂
矿体（层）厚度稳定程度	稳定	一般
覆盖层发育程度	一般	发育

A.3 勘查工程间距

控制矿产资源储量勘查工程间距见表 A.2。

表 A.2 控制矿产资源储量勘查工程间距

勘查类型	勘查工程间距（m）
第 I 勘查类型（地质条件简单型）	400
第 II 勘查类型（地质条件一般型）	200

注 1：本表为不同类型矿床探求控制资源量勘查工程间距的参考值。对勘查工程不能满足要求的局部问题，例如：对矿体（层）覆盖层的控制，应在勘查剖面上和剖面间适当加密工程；对首期开采地段，当基本勘查工程间距不能满足要求时，可适当增加工程。

注 2：不同勘查类型不同地质可靠程度的资源类型工程间距的差别，不限于加密或放稀一倍，可视实际需要而定。

注 3：根据地质因素允许有过渡类型。

注 4：当勘查区范围较小，无法满足工程间距要求时，应至少有 3 条勘查线。

附 录 B

（资料性附录）

矿山生产建设规模与矿床规模划分

B.1 矿山生产建设规模划分

矿山生产建设规模划分见表 B.1。

表 B.1 矿山生产建设规模划分

分级	开采矿石量（万立方米/年）	开采矿石量（万吨/年）
大型	＞30	＞50
中型	30～6	50～10
小型	＜6	＜10

B.2 矿床规模划分

矿床规模划分见表 B.2。

表 B.2 矿床规模划分

分级	资源储量规模（万立方米）
大型	＞2 000
中型	2 000～500
小型	＜500

附 录 C
(资料性附录)
一般工业要求

C.1 质量要求

C.1.1 砖瓦用粘土矿化学成分允许波动一般参考工业指标

砖瓦用粘土矿化学成分允许波动一般参考工业指标见表 C.1。

表 C.1 化学成分允许波动一般参考工业指标

SiO_2（%）	Al_2O_3（%）	Fe_2O_3（%）	CaO（%）	MgO（%）	SO_3（%）	K_2O+Na_2O（%）
53～70	10～20	3～10	≤15	≤3	≤3	1～5

C.1.2 砖瓦用粘土矿物理性能允许波动一般工业指标

砖瓦用粘土矿物理性能允许波动一般参考工业指标见表 C.2；砖瓦用粘土矿物理性能允许波动一般辅助指标见表C.3。

表 C.2 砖瓦用粘土矿物理性能允许波动一般参考工业指标

项目	砖用粘土、粘土岩允许含量（%）	瓦用粘土、粘土岩允许含量（%）
塑性指数	7～18	>15
干燥敏感性系数	1	<1.5
烧失量	7～15	15
碳酸盐质颗粒	不允许	不允许
放射性强度（Bq/kg）	<350	

表 C.3 砖瓦用粘土矿物理性能允许波动一般辅助指标

项目	粒度（mm）		砖用粘土、粘土岩允许含量（%）	瓦用粘土、粘土岩允许含量（%）
粒度要求	砂土级	>3.00	<0.5	不允许
		3.00～>0.50	<3	不允许
		0.50～>0.05	<30	<13
	尘土级	0.05～>0.01	15～30	10～20
		0.01～>0.005	15～50	15～30
	粘土级	<0.005	15～35	>30

C.2 开采技术条件一般要求

开采技术条件一般要求见表 C.4。

表 C.4 开采技术条件一般要求

可采厚度（m）	夹石剔除厚度（m）	最低开采标高	露天采矿场最终边坡角	露天采矿场底盘宽度（m）	剥采比（m³/m³）
≥2	1	不低于当地侵蚀基准面，如在技术经济可行条件下，可适当低于当地侵蚀基准面	≤45°	小型：≥20 大中型：≥60	<0.5:1
注：剥采比一般不宜超过本地经济合理剥采比，一般不大于 0.5:1（m³/m³），当剥采比超过一般要求时，由当地市、县（区）自然资源局组织地质勘查单位与投资方共同论证确定。					

附　录　D

（资料性附录）

资源量和储量类型及其转换关系

D.1　资源量和储量类型及其转换关系图

资源量和储量类型及其转换关系见图 D.1。

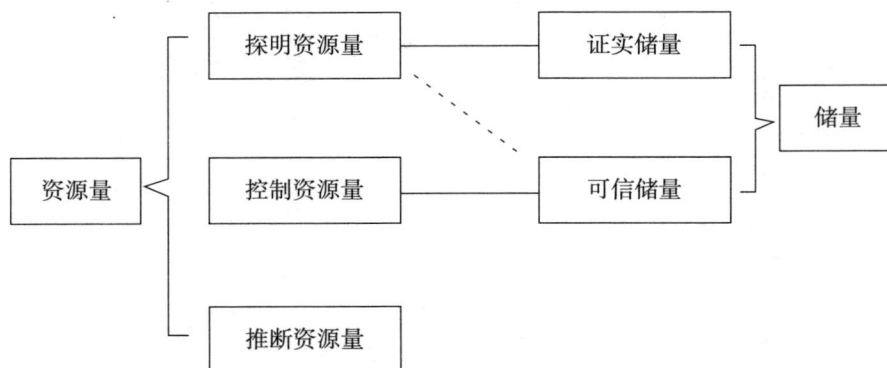

图 D.1　资源量和储量类型及转换关系示意图

D.2　资源量和储量的相互关系

D.2.1　资源量和储量之间可相互转换。

D.2.2　探明资源量、控制资源量可转换为储量。

D.2.3　资源量转换为储量至少要经过预可行性研究，或与之相当的技术经济评价。

D.2.4　当转换因素发生改变，已无法满足技术可行性和经济合理性的要求时，储量应适时转换为资源量。